谷杰法◎著

HUODUYANYI

# 火毒演义

人类要免受火毒之害，
就必须懂得什么是火毒，
如何远离火毒

中医古籍出版社
Publishing House of Ancient Chinese Medical Books

## 图书在版编目（CIP）数据

火毒演义 / 谷杰法著. -- 北京：中医古籍出版社，
2014.11

  ISBN 978-7-5152-0702-5

  Ⅰ.①火… Ⅱ.①谷… Ⅲ.①火（中医）—防治
Ⅳ.①R228

中国版本图书馆CIP数据核字(2014)第256011号

## 火毒演义

谷杰法◎著

| | | |
|---|---|---|
| 责任编辑 | 王益军 | |
| 出版发行 | 中医古籍出版社 | |
| 社　　址 | 北京市东直门内南小街16号（100700） | |
| 经　　销 | 全国各地新华书店 | |
| 印　　刷 | 北京金信诺印刷有限公司 | |
| 开　　本 | 850×1168　　　1/32 | |
| 印　　张 | 4.5 | |
| 字　　数 | 79千字 | |
| 版　　次 | 2015年12月第1版　 2015年12月第1次印刷 | |
| 书　　号 | ISBN 978-7-5152-0702-5 | |
| 印　　数 | 0001~2000册 | |
| 定　　价 | 20.00元 | |

读者服务部电话：010-84027448

# 序

小时候，我一看到痰或粪便之类的脏东西，就会泛恶心，吐唾沫。这样时间一长，便养成了爱吐唾沫的不良习惯。父母见我常吐唾沫，怕是有什么病，便询问一位姓王的医生，王医生说："他这是习惯病，经常炒点玉米花给他吃吃，让他嘴里少生唾沫就好了。"母亲照办了，经常炒些玉米花装在我的衣兜里，并关照我嘴里一生水，一想吐唾沫就吃玉米花。玉米花虽不是成瘾性东西，但它的甘香，是足够讨人口味的。尝到玉米花甘香的我，并没记住母亲的关照，不是嘴里一生水，一想吐唾沫就吃玉米花，而是想吃玉米花就吃，经常是一口气把兜里玉米花吃完了。大约吃到三四个月的时候，我起了连饭都没法吃的口疮，尽管经常吹药面，就是不肯好，好不容易好了，可不长时间就又复发了。我忘了母亲是什么时候断绝我的爆玉米花专项治理的，但我知道我有了爱吃爆炒类食物的嗜好，别说是一见爆炒类食物就想吃，就是不见爆炒类食物，亦成天想吃爆炒类食物，好像对爆炒类食物成瘾了似的。到十三四岁时，我的口唇旁忽然出现许多小水疱，虽不怎样疼，但极不好受，那位叫我吃玉米花的王医生说："这不要紧，过几天就好了。"他还说这是治与不治都要好多天才能好的小毛病，没有花那瞎钱的必要。自那以后，我不是口舌生疮，就是口唇周围起小水疱，每年都要起好多次。十七岁那年，我从师学医，从医书上得知自己经常得的是口腔溃疡、单纯疱疹，可能与自己爱吃爆玉米花、炒葵花子、炒花生等爆炒类食物有关，但并未引起注意，仍是爱吃这类食物。1976年，我去了东北的桦南。那儿的主要经济作物是葵花籽，炒葵花子是那儿的主要小吃，不管你到谁家，主人都会客气地给你捧上炒好的葵花子，还有炒松子，炒榛子什么的。这对爱吃爆炒类食物的我来说，真可以说是一种幸运，但使我感到痛苦的是，讨厌的口腔溃疡和单纯疱疹较之在江苏老家时，发得更频繁，更厉害了。1979年秋，我下意识地克制自己不吃爆炒类食物，自那以后，口腔溃疡和单纯疱疹虽然还会发，但频率明显减少到只是偶尔了。已经不吃爆炒类食物了，口腔溃疡、单纯疱疹为什么还会偶尔出现呢？原来除了爆炒类食物，还有一些其它容易上火的原因，如吃辣椒等辛辣食物，或吃含热量高的食物、喝酒、熬夜等。认识到这些，我就在各方面都加以注意，口腔溃疡、单纯疱疹也就一晃多年罕见了。

切身的经历和体会，使我对火毒性病症有了较多的关注和钻研，并深刻地认识到，火毒对人体危害性不仅是存在的，而且是可怕的。人类有很多疾病，诸如口舌生疮、扁桃腺炎、咽炎、肺炎、脑炎、急性支气管炎、牙痛、便秘、痔疮、糖尿病、心脑血管病及各种癌症等，多由火毒引起。人类要免受火毒之害，就必需懂得什么是火毒，如何远离火毒。因此，在临床上，我总爱关照患者注意不要吃容易上火的食物。若有机会，我还会给人们说说人为什么会上火的道理。简简单单的几句话，不知让多少人少受多少痛苦，少花多少瞎钱。

在年过花甲，即将退出医疗机构的情况下，我想到应该将自己的某些于人类有益的见解告诉世人，于是便草草地写了这本书。

谷杰法 2012 年 11 月 14 日

# 作者简介

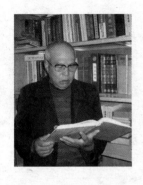

谷杰法，1951年2月生，江苏沭阳人。医学博士，主任医师。擅以中西医结合诊治一些常见病、多发病、疑难病，尤以诊治妇科、儿科、痔瘘病见长，在医学上有许多独特见解，如开胃复安静脉注射之先河，发明刺熨疗法，在医学界首次将考生在考试前、考试时出现的一系列考试后可自行消失的病症命名为"考试综合征"等，在《实用乡村医生杂志》《中国中医药信息杂志》《中华常见病临床研究》《中国民间疗法》《现代医药》《实用乡村医生杂志》《江苏中医》《中医外治杂志》等刊物及国内外学术会议上发表《从用秤砣治病谈起》《压舌疗法揭密》《无形之痰之我论》《少商穴放血治疗痉挛性喉炎》《小儿肺炎腹胀的原因与诊断思路》《关于火毒性食物的致病讨论》《火毒论》等医学论文80余篇。被国内外多家学术团体聘为研究员、教授、委员、理事、院士、顾问、撰稿人、编委、课题教授。业绩载《中国跨世纪专科名医大典》《中国百业英才大典》《跨世纪兴国精英大典》《中华魂》《世界名人录》《共和国名医大典》《中国专家人材库》等二十多部典籍中。

固定通讯地址：江苏省沭阳县湖东镇杨跳村五组

邮编：223633

邮箱：ggzzrrzz@163.com

# 内容摘要

　　火毒对人体的危害性不仅是存在的，而且是可怕的。人类有很多疾病，诸如口舌生疮、扁桃腺炎、咽炎、肺炎、脑炎、急性支气管炎、牙痛、便秘、痔疮、糖尿病、心脑血管病及各种癌症等，多由火毒引起。人类要免受火毒之害，就必须懂得什么是火毒，如何远离火毒。

# 目 录

# 第一章 从制膏药的去火毒说起

　　传统膏药多以香油、松香、铅丹为基质，配以所需药物。凡炼制过传统膏药，或看过炼制传统膏药的人都知道，炼制膏药时，将香油或麻油、菜籽油、桐油、豆油加热后投入所须药品，炸取药物的有效成分后，捞出药物残渣，再不断地加热，待油烟由青变白，散发香味，锅内的油花由锅边向中央滚动，油温达250℃以上，滴油成珠时下丹或松香。再下一步，有一道很讲究的工序，就是将炼制好的膏药放在清水中浸泡一段时间，一般为5~7天，并经常换水（每日至少换水一次）。这道浸泡并经常换水的工序，用制作膏药的行话来说，叫去火毒。

　　在膏药的炼制过程中，由于高温煎熬的物理反应和化学反应，熬成的膏药内含有大量的毒性物质，这种物质就叫火毒。熬成的膏药，如果不经去火毒的工序，膏药所含的火毒就会刺激皮肤，引起皮肤发痒、灼痛、起水泡，甚至溃烂。对膏药的制作来说，肯定膏药在炼制过程中必然会产生火毒，指出膏药中的火毒的危害性，强调去火毒工序的重要性，是无可非议的。

　　这里需要指出的是，火毒现象并不是单一地出现在传统膏药的制作过程中，诸如：

　　刚刚熬成的阿胶，由于高温煎熬的物理反应和化学反应，和熬成的膏药一样含有大量的火毒，阿胶制成后须将其放置一段时间（最好是三年），待其所含火毒慢慢消失后方可服用。有些人在服用阿胶之后，出现鼻腔口唇等部位热疮、眼睛发红、喉咙干痛，甚至是口鼻出血，就是一种火毒现象；花生煮熟了吃，多数人就是吃饱了也没有上火的感觉，炒熟了吃，则多数都会有上火的感觉。有的人常常是只吃了几粒炒花生米，就有了上火的感觉，这炒花生吃了有上火的感觉亦是一种火毒现象；吃辣后嗓子、肛门的火辣、疼痛，一口酒下肚后的火辣辣感觉及脸红，也是一种火毒现象；烧伤、烫伤、电伤后的皮肤红肿、起疱、疼痛也是一种火毒反应。

简而言之，火毒现象是普遍存在的，只是很少有人觉察这一点，注意这一点，重视这一点，揭示这一点。

# 第二章 人体的火毒现象

人体的火毒现象，最显而易见的，就是口唇周围疱疹，此疱疹初期为患处皮肤的发紧、烧灼、痒痛感，随后即起成簇燎浆水泡，水泡初起透明，两三天后转为混浊，四五天后结痂并逐渐脱落。此现象西医称其为单纯疱疹，中医称其为热疮或火疮，大众化口语叫上火。所谓上火，就是伤了热，中了火毒。

在日常生活中，常被人们称作上火了的火毒现象，除了口唇周围疱疹，还有皮肤干燥，口舌生疮，咽喉疼痛，口干舌燥，声音嘶哑，咽部干燥肿痛，鼻孔燥热，眼睛红肿，大便秘结，小便黄赤等等。这些上火现象，只是人们能感觉出来的火毒现象，从医学角度上看，火毒现象远不止这些。

## 第一节 古人所见

### （一）古人对火毒性疾病的定位

古人关于火毒性疾病的定位和描述很多，如：

《灵枢·痈疽篇》中的"热胜则肉腐，肉腐则为脓，"是将化脓性疾病归根于火毒；

《景岳全书·外科钤》中的"痈者，热壅于外，阳毒之气，其肿高，其色赤，其痛甚"，也是将化脓性疾病归根于火毒；

《宋史·刘遇传》中的"（遇）晨兴方对客，足有炙疮痛，其医谓'火毒未去，故痛不止'，遇即解衣，取刀割疮至骨，曰：

'火毒去矣'",也是将化脓性疾病归根于火毒;

唐·孙思邈在《千金方》中说"丹毒一名天火";宋·赵佶（宋徽宗）《圣济总录》里的"热毒之气,暴发于皮肤间,不得外泄,则蓄热为丹毒",都是将丹毒归根于火毒;

宋·太医院《圣济总录·口舌生疮》中的"口舌生疮者,心脾经蕴热所致也";清·陈士铎《石室秘录·口舌生疮》中的口舌生疮"乃心火郁热";清·刘一仁《医学传心录》中的"脾火上行则口内生疮";……,都是把口疮归根于火毒;

清·吴谦《医宗金鉴》里说:"夫疔疮者,乃火毒也。"一个"乃"字,将疔疮的病因牢牢地锁定在火毒上;

宋·王怀隐、陈昭遇等,在《太平圣惠方》中说"脏腑有热,热剩血行,血性得热,即流散妄行,发于鼻者为鼻衄也",是将鼻出血归根于火毒;

明·陈实功"夫肺痈者,金受火刑之证也。"是将肺脓肿说成是火毒病变;

《景岳全书·暑症》中的"凡以盛暑烈日之时,或长途,或于田野,不辞劳苦,以致热毒伤阴,而病为头痛烦躁,肌体大热,大渴大汗,……",是将中暑归根于火毒;

清·吴谦《医宗金鉴》里说:"肛门围绕,折纹破裂,便结者,火燥也。"是将肛裂的病因归根于火毒;

清·陈士铎《洞天奥旨·疮疡口渴论》中说"夫口渴之症,没有不是火之作祟也。而疮疡口渴,尤是火毒无疑",是将口渴症和疮疡症责之于火毒;

清·陈士铎《洞天奥旨·疮疡火毒论》中说:"疮疡之症,皆火毒症也。"一个"皆"字,将疔疮,丹毒,热疖,痤疮,毛囊炎、蜂窝组织炎、肺脓肿、阑尾炎等外科感染性疾病的病因全道明了；

清·余师愚《疫疹一得·疫疹案》中所说的"火者疹之根，疹者火之苗"，是把麻疹、流行性脑膜炎等可出现疫疹的疾病视为火毒性病症；

金·刘元素《素问玄机原病式》中所说的"胃膈热甚则为呕"是把胃灼热呕吐视为火毒性病症；

张介宾《景岳全书》说"痰火扰乱，心神不宁，思虑过伤，火炽痰郁而致不眠者多矣"，是说失眠一症，大多是由火毒引起的；

明·虞抟在《医学正传·秘结论》中说"房劳过度，饮食失节，或恣饮酒浆，过食辛辣，饮食之火起于脾胃，淫欲之火起于命门，以致火盛水亏，津液不生，故传道失常，渐成结燥之证，"是把便秘归结于火毒；

明·王肯堂在《疡医总绳》中说"绕腰生疮，累累如贯珠，何如？曰是名火带疮，亦名火丹"，是将带状疱疹视为火毒性疾病；

清·叶天士《温热论》"齿逢流血，痛者，胃火冲激也；不痛者，龙火内燔。"是将牙病归根于火毒；

明·虞抟在《医学正传·癫狂痫证》中所说的"痫病独主乎痰，因火动之所作也"，是把癫痫视为火毒性疾病；

清·徐大椿在《慎疾刍言》中所说的"妇人怀孕，胞中一点真阳，日吸母血以养，故阳日旺而阴日衰"，是说孕妇易生火毒性疾病（孕妇，特别是即将临盆的孕妇的声音嘶哑、咳嗽、便秘、口舌生疮等，就是明显的火毒症状）。

金·张从正《儒门事亲·火》中的"夫火者，少阳相火之主也。诸暴死，发热恶寒，痛病大作，传为水肿，面黄身痿，泄注脓血，赤白为利，痈肿疮毒，丹瘰疹，小儿疳泻，腹胀，暴下如水，心胸中热，甚则衄蔑，胸胁皆痛，耳聋口苦舌干，与脏毒下血，米谷不化，肠鸣彻痛，消渴上喘，肺金为病。"是将好多证候归根于火毒

宋·窦材《扁鹊心书》中的"夫四百八病，大约热者居多，寒者最少，无怪乎河间论火，丹溪之补阴也"，是说大多数疾病是由火毒引起的。

《素问·至真要大论》中的"诸热瞀瘛，皆属于火""如伤神守，皆属于火""疼酸惊骇，皆属于火""诸逆冲上，皆属于火""诸躁狂越，皆属于火"；《素问·通评虚实论》说："凡治消瘅、仆击、偏枯、痿厥、气满发逆，甘肥贵人，则高粱之疾也"，都是说：火毒性疾病是比较广泛的。

（二）"病"从火中来

中国的汉字，有很多是用指事、会意的方法造成的。这类文字每一个字都有一股美妙的趣味，或一段美妙的故事，记载着中华民族的物质和精神的历史，蕴涵着中华民族审美性格的精灵，使汉字生动、形象、多彩，不像a、b、c、d、e、f、g等英文符号那样毫无意义，毫无道理，毫无趣味。如：

英国著名史学家爱德华·吉本（1737～1794），在《罗马帝国衰亡史》中说："所有的税最后都必然征在农业头上。"吉本这句话的正确性是得到全世界公认的。汉字的"税"字，由一个"禾"字与一个"兑"字合成，"禾"是各种谷物的代称，亦是农业的代称，"兑"的常用连词有兑现、兑换、兑奖、兑付，禾

字加个兑便是"税"，言下之意，税是要在农业上兑现的。这也就是说，中国人在创造"税"字时，就已经认识到"所有的税最后都必然征在农业头上"了；

古代女子十三岁可以嫁夫，男子十五岁可以娶妻，男女年龄之和是二十八岁。这也就是说，守规矩的男女同床共枕时，两人的年龄之和至少是二十八岁。这和文化大革命时期，有些地方在提倡晚婚时，将允许结婚的年龄说成是男女年龄加起来必须够50的提法差不多。古人在创造"共"字时，想到男女年龄之和是二十八岁就可以同床共枕这一点，便创造出个由"廿"和"八"相结合的"共"字；

古人在创造妓女的"妓"字时，想到女子绝大多数是正派的（主流），淫荡不羁的只是少数（支流），便将"女"字和"支"字合并为"妓"字；

狗屁是很臭的。一个人如果把自己当成狗，无论是充当走狗还是巴儿狗、癞皮狗、疯狗，说话做事都是狗屁不如，比狗屁还臭。人若自高自大，就会被人看不起，谁若自高自大一点，谁就是自己臭自己。古人在创造"臭"字时，之所以要将"臭"字写一个"自"字合一个"犬"字，或"自""大"加一个"点"，不是想到人不能自大一点，就是想到为人不能做狗；

因为诺言和誓言很多都具有欺骗性，不兑现的太多，古人在创造诺言的"诺"字和誓言的"誓"字时，都给它个有口无心，告诉人们诺言和誓言很多只是嘴上的东西，千万不可尽信；

这里最值得着重一提的是，疾病的"病"字，怎么会在"疒"下加个"丙"字呢？原来，在天干地支与五行对应中，丙与火是对应的（丙、丁、午、己属火）。清·王引之在《经义述闻》中说："丙，火也"。古人在创造疾病的"病"字时，肯定是想到疾病大多是由火引起来的，才将"疒"和"丙"合并为疾病的"病"字。这也就是说，在古人创造"病"字时，就已经认识到疾病大多是由火引起来的了。如果那创造"病"字的古人并不精通医学，就说明医学界关于疾病大多是由火引起来的认识，那时已经上升到足以让世人认可的程度了。

## 第二节 现代发现

现代人发现，凡是带有"炎"性反应的疾病，都与火毒有关[1]。

汉字的"炎"字，乃是火上加个火字，由此可见前人在造"炎"字这个字时，已经认定炎症是由火上加火引起来的。现代人的凡是带有"炎"性反应的疾病，都与火毒有关的发现，不过是证实了前人的高见。在这个毫无疑义的高见面前，笔者想再加上一句，就是：无论外科，还是内科，不内外科，火毒现象都是普遍存在的，就是不带"炎"性反应的疾病，亦多与火毒有关。凡兼有高热、或潮热、烦热、颧红、盗汗、心烦、口干、口苦、口渴、舌燥、皮肤干燥、咯血、衄血、红肿、牙痛、溃疡、斑疹、疱疹、脓毒血症、神昏谵语、狂躁妄动、大便秘结、小便短赤、心烦易怒、干咳无痰、痰液坚硬、痰色如橘、痰中带血、痰中带脓、咽喉疼痛、声音嘶哑、鼻流脓涕、舌红少苔、舌苔黄燥、舌生芒刺、脉数、面红目赤、咽疼、胁肋疼痛、头晕目眩、耳鸣耳聋、失眠多梦、进行性消瘦等热性症状的疾病，都是火毒性疾病。

再有，有些火毒性疾病在发展过程中，由于热毒极甚，元气大伤，在持续高热，大汗的情况下，病人会突然出现体温下降，面色苍白，四肢厥冷，脉微欲绝等阳气暴脱的危象。这也就是说，就连某寒性体征，都有可能是火毒性疾病的表现。

在寒冷的冬天，很少有蚊子，苍蝇、臭虫等小生命到处活动，但到天热的季节（特别是夏天），爬的，跑的，跳的，飞的虫儿到处都有了。事情之所以会这样，就是较高温度为它们提供生存、繁殖、活动的条件。同理，凡是带有"炎"性反应的疾病，之所以都与火毒有关，是因为机体只有达到一定的（中毒性）热度，才能发生炎性反应。发热迟迟不退的感冒病人，到医院一检查，常常是并发感染，之所以会这样，就是因为发烧的机体利于细菌或病毒的侵袭、生长和繁殖。由此类推，也就不难理解火毒性疾病为什么会有那么多临床症状了。

# 第三章 火毒的致病特点

上述热性症状，是由火毒的致病特点决定的。

火毒的致病特点比较多，概括地说，可分为以下几点：

## 一、伤津耗液

凡液体皆可因蒸腾和燔灼而挥发。

人体的津液（即水液），是维持人体生理活动的重要物质，占人体体重的百分之六十以上，是人体最易骤减的物质。火毒为害，首当其冲的是津液。火毒的蒸腾和燔灼，可令人体的津液挥发外泄，使人体出现发热、多汗、口干、口渴、小便黄赤、大便秘结、皮肤干燥、舌苔黄燥等上火症状。上面所说的"有些火毒性疾病在发展过程中，由于热毒极甚，元气大伤，在持续高热，大汗的情况下，病人会突然出现体温下降，面色苍白，四肢厥冷，脉微欲绝等阳气暴脱的危象，"常常是由伤津耗液（严重脱水）引起的。清·王孟英《温热经纬》中的"留得一分津液，便有一分生机"；近代医学家吴锡璜（1872-1950）"存得一分津液，便有一分生机"；清·叶天士《温热论》中的"救阴不在血，而在津与汗"，说的就是伤津耗液是可怕的。清·魏之琇、王士雄《柳州医话》"伤寒及感证日久，津液既枯，不能行汗"；医圣张仲景在《伤寒论》中之所以会有风家、亡血家、湿家、疮家禁汗之说，怕的就是在火伤津液的情况下，更伤津液，救火不泼水反浇油，以致火毒更盛。近代医学家张锡纯（1860-1933）"若大汗淋漓，又或因之亡阳，因之亡阴，甚或阴阳具亡，脱其元气，种种危机更伏于汗之中矣，而在阴虚劳热者，为尤甚（《医学衷中参西录》）。"说的就是阴虚火旺者的津液是不足的。

"泽中之潦，涸于炎晖；鼎中之水，干于壮火"（金·张从正《儒门事亲》）。火毒是能把人体的津液灼竭了的。

## 二、亏气损血

气、血、津液都是维持人体生理活动的重要物质，三者互根互用，相互依存，缺一不可。津液之于气，非母即子，非子即母，气可化水，水可化气，津液是气的载体，气必须依附于津液而存在，津液不足，其气必亏。"夫血犹舟也，津液水也（周学海《读医随笔》）。"津液之于血液，亦尤如水之于舟，舟无水则搁浅，血无津则涸滞。火毒的伤津耗液，必致气亏血损，出现少气懒言、肢体乏力、头昏眼花、面色无华、形体消瘦等气亏血损症状。

张仲景"吐下之余，定无完气（《金匮要略》）。"说的是频繁而大量的呕吐、泄泻，肯定会损伤人体的正气。同理，火毒的蒸腾和燔灼，亦会损伤人体的正气。上面所说的热毒极甚，元气大伤，在持续高热，大汗的情况下，突然出现体温下降，面色苍白，四肢厥冷，脉微欲绝等阳气暴脱的危象，常是亏气损血的危险表现。

## 三、燔灼上炎

火为阳邪，其性升腾向上。

火毒致病，具有明显的上炎特性，其病多表现于上部，如心火上炎，则见舌尖红赤，口舌糜烂、口舌生疮；肝火上炎，则见头痛如裂、目赤肿痛；胃火炽盛，可见牙痛、鼻衄等。金·刘完素所说的"胃膈热甚则为呕，火气炎上之象也"（《素问玄机原病式》），是把胃灼热呕吐视为火毒上炎；《素问·至真要大论》中的"诸逆冲上，皆属于火"，是把胃灼热呕吐、脑火病人喷射式呕吐、大叶性肺炎的咳血等视为火毒上炎。

为人之体，其首最上，火毒上炎，极易扰乱神明，蒙蔽清窍，常有头痛、头晕、烦躁、狂乱躁动、神志异常、神昏不语或谵语等神经病症。宋·真德秀的"火不出则神自定"，说的是：如果不上火，就不会有头痛、头晕、烦躁、狂乱躁动、神志异常、神昏不语或谵语等神经病症。也正因如此，《素问·至真要大论》才会有"诸躁狂越皆属于火"之说，清·戴天章、陈仁寿《广瘟疫论》才会有"时疫发狂者，谵语之甚者也，亦疫热蒸心之所致"之说。

酒的易燃性表明它是一种热能。这种热能在人体内也是会燃烧的。酒的主要成分是乙醇，乙醇进入人体后，可很快被氧化，放出热量，量小时起促进血液循环、扩张皮肤血管作用，可使人皮肤红润而有温暖感；量大时，就有把人活活烧死的可能。喝酒的人之所以常会有胡言乱语或头晕头疼，就是酒精在体内化火上炎的表现。酒后驾驶车辆的人，之所以会出事，就是火毒上炎，烧昏了人的头脑。

## 四、热极生风

《素问》"风者，百病之始也"；《素问·至真要大论》"诸暴强直，皆属于风"；《素问·风论》"风者，百病之长也"；
"风者，善行而数变"；……说的是"风"症的特点特征。"风"
有内外之分，六淫之风为"外风"，机体自生之风为"内风"。
"内风"是怎么形成的？中医称由于情志所伤，操劳过度，耗伤
肝肾之阴，以致阴虚阳亢，水不涵木，浮阳不潜，阳愈浮而阴愈
亏，终致阴不制阳，阳亢而化风形成的风气内动为肝阳化风；称
邪热炽盛，煎灼津液，伤及营血，筋脉失其濡养而形成的阳亢化
风为热极生风；称由生血不足或失血过多，或营养不良，或久病
耗伤营血、肝血不足，筋脉失养，或血不荣络而形成的虚风内动
为血虚生风；称由于久病耗伤，阴液大亏所致的阴液枯竭，无以
濡养筋脉而形成的变生内风为阴虚风动；……。字里行间，不难
看出，无论什么样的"内风"，都是由火引起的。风生于火，以
火为本。这是毫无疑问的结论。

看过大火的人都知道，在没有一点风丝的情况下，只要火起
便有风生，并很快形成风架火势，火借风威的风火相促局面。这
种自然现象，在人体内也是经常发生的。人体在火毒的烧灼、煎
熬下，津液、营血、筋脉等组织失于濡润滋养，就会形同枯木，
极易燃烧并热极生风，临床上常见的高热惊厥、筋脉挛急、四肢
抽搐、痉挛、颈项强直、牙关紧闭、角弓反张、两目上视等。脑
炎病人的惊厥，肝硬化病人的抽搐等，就是热极生风的缘故。

## 五、灼液成痰

在新陈代谢的过程中，机体每时每刻都要产生一些废物，这
些废物在健康状态下，有的以气的形式通过呼吸排出体外，有的
以水或粪的形式通过尿道、汗腺或肛管排出体外。当机体发生病

理性改变，代谢功能失常时，有些废物就会无法通过正常运化方式排出体外。这无法通过正常运化方式排出体外的废物，就是中医的说的痰。

多痰之人，若有明显的上火感觉，痰就会更多起来。这种痰就会更多起来迹象表明，火毒是动痰的。无痰之人，常因上火而多痰，这种因火而多痰的迹象表明，火毒是生痰的。火毒的动痰生痰，是由火毒的煎熬燔灼津液血液引起的。火毒的煎熬燔灼津液血液，首先改变的就是津液血液的浓度，增加了津液血液的粘稠度，使有些废物因浓缩或粘滞而无法通过正常运化方式排出体外。这就是火毒的动痰生痰机制。

痰生百病食生灾，怪病常从痰中来，

人生最怕多痰症，多来多去便拜拜。

痰代谢失常，既是病理变化的产物，又是病理变化的重要因子，并常构成病变致痰→痰致病变的恶性循环，引发各种各样的疾病。清代医学家陈士铎的"痰塞于咽喉之间，虽是小病，而大病实成于此（《石室秘录·痰治法》）"；明末清初医学家汪昂的"百病皆由痰作祟（《汤头歌诀·礞石滚痰丸》）"；清·医学家沈金鳌的"痰为诸病之源，怪病皆由痰成（《杂病源流犀烛·痰饮源流》）"；都是将痰作为引发疾病的罪魁祸首。火毒的灼液成痰机制一经形成，机体就会发生痰因火生，火因痰盛，痰随火动，火引痰行的痰火互结，痰火互生，痰火互促现象，出现痰迷心窍、头晕、恶心、呕吐、昏迷等症状。《周礼》"季春出火贵其新者，少火之义也。今日一切取之于石，其性猛烈而不宜人，病痰之多，年寿自减"；清·魏之琇《柳州医话》"木热则流脂，断无肝火盛而无痰者"；清·李用梓《证治汇补》"火旺血枯，津液成痰"；元·朱震亨《丹溪心法》"无痰则不作眩，痰因火动"，三者说的，就是火若太大是容易生痰的。

## 六、迫血妄行

火易生风，亦易动血。

经常煮粥或烧豆浆的人都知道，急火可使开锅的粥或豆浆迅速彭胀，溢出锅外。火毒之于血液，亦有此劫，其鼓动蒸迫之性，既可鼓动血脉动，迫血妄行，又能灼伤脉络，迫血外溢，出现发斑、吐衄，杂病之吐血、便血、鼻衄、齿衄、咳血、尿血、女子月经过多及崩漏等出血症状。此种迫血妄行现象若发生在人的大脑或脏腑某处，后果常不堪设想。明·张介宾在《景岳全书·血证》中说的"动者多由于火，火盛则逼血妄行"；宋·严用和在《济生方·失血论》说的"夫血之妄行也，未有不因热之所发，盖血得热则淖溢"；清·尤在泾在《伤寒贯珠集》所说的"因火而动。必咽燥唾血。此火邪迫血"，说的都是火有迫血妄行的特点。

笔者通过几十年的采集病史和临床观察，发现绝大多数上消化道大出血的病人，在发生大出血之前会有发热的前驱症状。"无缘无故"的发热，对患有门静脉高压的病人来说，常是即将发生大出血的危险信号（及时给予必要的治疗，常可为病人免除一场劫难）。这一点尽管未见于文献，但就连笔者都能有这样的滴点，那些有造诣的医生，是一定会有这样的经验的，只不过怕公开后自己就少了个诊断绝招，故不说而已。

## 七、灼血成瘀

"津液为火灼竭，则血行愈（瘀）滞（清·周学海《读医随笔》）。"火毒灼血，极易导致血行迟滞，凝而成瘀，腐败而为痈肿疮疡。临床上常见的疖、疔、毛囊炎、指趾炎、蜂窝组织炎、淋巴结炎、淋巴管炎、脓胞疮、阑尾炎、肺脓肿、肝脓肿、髂窝脓肿、化脓胆管炎等都是由火毒引起的。也正因如此，《灵枢·痈疽》才会说"大热不止，热胜则肉腐，肉腐则为脓"，《素问·至真要大论》才会说"诸痛痒疮皆属于火"，《外科秘录·疮疡火毒论》才会说"疮疡之症，皆火毒症也，《医宗金鉴·痈疽总论歌》才会说"痈疽原是火毒生，经络阻隔气血凝。"

## 八、无其不焚

看过森林火灾的人都知道，即使是绿叶成荫的树木茂盛季节，只要火起，火灾就会迅速蔓延，无论是地上的青草，烂枝烂叶，还是鲜枝活梗树木，顷刻之间，即为灰烬，面对熊熊大火，不知有多少人感叹水火无情，感叹星火燎原。"万物见火而化"（吴菊通：《温病条辩·解儿难》）。火毒之于人体，亦如大火之于森林，一处火起，即可迅速蔓延全身，五脏六腑，四肢百骸，无不受其燔灼，且常常凶猛异常，无其不到之处，无其不焚之物。正因如此，古人才将火之为害说成是"燔灼焚燎，飞走狂越，消烁于物，莫能御之（明·徐彦纯、刘宗厚《玉机微义》。如：常令寻花问柳、卖淫嫖娼者胆怕的艾滋病，就具有这样的特点。

艾滋病的早期症状多像伤风感冒，有点发热，疲劳无力，接下去就是食欲不振，体重减轻，病情的加重，症状日见增多，如皮肤、粘肤出现白色念球菌感染，单纯疱疹、带状疱疹、紫斑、血肿、血疱、滞血斑、便血、皮肤容易损伤，伤后出血不止、口腔和咽部粘膜炎症及溃烂、全身浅表淋巴结肿大、血管性血栓性心内膜炎、原因不明的持续性发热、恶心、呕吐、腹泻、头晕、头痛、反应迟钝、智力减退、精神异常、咳嗽、咳血、气短、呼吸困难、肝脾肿大、并发诸如卡波济肉瘤、淋巴瘤、非霍奇金淋巴瘤及其它恶性肿瘤，一句话：什么病症都有了。寻找其害多端的原因，就在于火毒在体内无其不到之处，无其不焚之物。

## 九、其害无穷

无其不到之处，无其不焚之物的火毒，给人体伤害虽不能说无其不致之病，但其致病力可以说是很广泛的，多种多样，其害无穷。火毒致病，不仅是广谱的，而且常常是严重的，致命的。也正因如此，古人才会说"火之为病，其害甚大，其变甚速，其势甚彰，其死甚暴"（明·徐彦纯、刘宗厚《玉机微义》）。上面提到的艾滋病就是典型的严重致命病变。还有，脑炎或脑膜炎、脑溢血、消化道出血、传染性肺炎（"非典"）等，都是因火而起的。宋·窦汉卿《疮疡经验全书》中的疔疮"忽然顶陷黑，谓之'黄走（走黄），此症危矣'"，说的是疮疡的火毒可引起致命的败血症。清·祁坤《外科大成》中的"汤泼生伤者，患自外来也，然热甚则火毒内攻，"说的是火烧饭烫的火毒可由外而内致人于死地。糖尿病、尿毒症、甲亢、痛风、红斑性狼疮等火毒病症，都可因火毒的乱窜，而引发各种各样的综合症。

# 第四章　火毒现象的成因

## 第一节 生理之火

中医把人体生理现象和生理现象的动力，以及与火的特征类似的现象，归属为"火"。如现代医学的心功能、肝功能、肾功能、脾功能、肺功能、分泌功能、生殖功能、神经功能及能量代谢、激素分泌旺盛等生理现象的动力，在中医学里被称作少火、君火、相火、龙火、雷火等。在中医的基础理论里，正常的火，代表人体阳气，缊藏于脏腑之内，具有温煦、生化等作用，是生命的体现，生命的特点，生命的源泉，人有火则生，无火则死。

体温是生命的象征。面对推之不动，呼之不应的不知死活者，人们之所以会摸摸他的皮肤，就是看看他的还有没有体温，根据其体温的有无或高低，确定其是否还活着，是否还有救，推测其死亡时间，若是用手一摸就像触及冰块，那就证明早就死了。从实际意义上讲，体温就是火的一种体现。人若一点火也没有，就不可能有体温，就不可能活着。

## 第二节 病理之火

### （一）病理之火的基本概念

中医认为，自然界的一切事物都存在着相互对立的两个方面——阴与阳。动为阳，静为阴。清为阳，浊为阴。上升为阳，下降为阴。白天属阳，夜间属阴。温热与火属阳，寒冷与水属阴。在人体内，阴阳时刻都在相互对立的状态中相互制约着。如：寒凉与温热，水与火是相互对立的，温热可以驱散寒冷，寒凉可以降低温热，水可以灭火，火可以蒸化水是相互制约的。阴阳双方在相互制约中，若能保持消长平衡，机体就是正常的，健康的。反之，若阴阳不能相互制约，保持不了消长平衡，身体就是异常的，病态的（阳盛则热，阴胜则寒；阳胜则阴病；阴胜则阳病；阳虚则阴盛，阴虚则阳亢……）。

"六经乘虚而传，寒热随偏而化（清·周学海《读医随笔·与友条论读＜伤寒论＞法》）"。人体的生理之火虽是维持生命活动的重要物质，但以适宜为刻度，既不能过弱亦不能过强，过弱则不足以维持机体需要，过强则机体就会发生火气过大的不良反应。古人将人体的生理之火称为"少火"，将病理之火称为"壮火。""少"者何意？可能是对"壮"而言，也可能是"适"的意思。但"壮"更是过旺过强的意思。《素问·阴阳应象大论》中的"壮火之气衰，少火之气壮；壮火食气，气食少火；壮火散气，少火生气"，说的就是适宜的火可养神柔筋，温煦脏腑，是正常的生理之火，过旺的火伤阴耗液，是病理之火。人体之火是否能保持在适宜的刻度，取决于阴阳的相互制约能不能保持消长平衡，若阴阳失去平衡，无论是阳盛还是阴盛，生理之火是难以保持在适宜的刻度，不是火大就是火小。正因如此，中医才会将调整阴阳，损其偏盛，补其偏衰，促成阴阳恢复相对的平衡，作为重要的治疗原则（《素问·至真要大论》"谨察阴阳所在而调之，以平为期"）。

（二）气有余便是火

《素问·宝命全形论》"人生于地，悬命于天，天地合气，命之曰人""人以天地之气生，四时之法成"；《灵枢·经脉》"人始生，先成精，精成而脑髓生，骨为干，脉为营，筋为刚，肉为墙，皮肤坚而毛发长，谷入于胃，脉道以通，血气乃行。"《灵枢·天年》"血气已和，营卫已通，五藏已成，神气舍心，魂魄毕具，乃成为人。"说的是人的生命是由父母的精气相合而成的。在中医看来，气是生命的本原物质，没有它，就没有人的生命的形成。人出生之后，气的气化运动是维持生命活动的基本物质，没有气化运动就没有生命。气化运动的本质，就是机体内部的阴阳消长转化的矛盾运动。这种运动一旦失衡，机体就会生病。"火为阳，阳为气（《阴阳应象大论》）"如果这种运动的失衡是精气太盛，就会出现阳盛阴虚的火症。

元·朱丹溪有句名言："气有余便是火（《丹溪心法·火门》）"。这里的"火"不是生理之火，而是病理之火。气为什么会有余？这是后话。这里首先要说明的，是有丰富临床经验的中医，在辨证施治时，是特别注意避免用药不当，给病人增加或增添"气有余"。如：人参"补气、固脱"，在中药中，是最理想的补益之品，但若用之不当，气补得太多了，超过了生理、病理需要，就会因"气有余"而发生口鼻干燥、鼻出血、烦躁、失眠、便秘或腹泻、神经衰弱、食欲减退等病证，有丰富临床经验的中医，在利用人参给病人治病时，总是慎之又慎，"宁可失于不及，不可失于太过（明·汪机《石山医案·荣卫论》）"。明·俞弁"药贵合宜，法当应变。泥其常者，人参可以杀人；通其变者，乌头可以活命（《续医说·药贵权变》）"；清·郑钦安"病之当服，附子、大黄、砒霜，皆是至宝；病之不当服，参、芪、鹿茸、枸杞，皆是砒霜（《医法圆通·用药弊端说》）"；张锡纯"吐血过多者，古方恒治以独参汤，谓血脱者先益其气也。然吐血以后，多虚热上升，投以独参汤恐转助其虚热，致血症反复。（《医学衷中参西录·人参解》）"；明·张介宾"阴虚而火不胜者，自当用参为君；阴虚而火稍盛者，但可用参为佐；若虚而火大胜者，则诚有暂忌人参，……（《本草正》）"；清·吴达《医学求是·补药误病说》"不究本原，但图腻补，卒至无病而有病，轻病而致重病。参、茸、胶、地，亦杀人之品也。慎之慎之！"都是意识到人参的大补会有"气有余"的危险。

## （三）量体温的奥妙

时下的医学界，无论是中医还是西医，无论是内科还是外科，无论是妇科还是儿科、烧伤科、骨科、感染科、……，都离不了一样不太起眼，却非常重要的东西，它就是体温表。体温表是给人量体温用的，它之所以为医疗机构离不了的东西，是因为它可以反应出人体体温的正常与否，以便于判断病情和合理治疗。体温是衡量人体健康指数的一样标志。体温是什么？笔者在上面说，体温是生命的象征。这里需要再加上一句：体温是生理之火或病理之火在人体上的反应。人的正常体温，即生理之火，多恒定在（腋下）36.6℃~36.8℃之间，若过高或过低，就是生理之火发生了病理改变。"有诸于内必形诸于外，观其外可知其内"（清·周杓元《温症指归》）。临床医生在给病人诊疗疾病时，之所以都要给病人量量体温（除了某些特殊情况，量体温常是必不可少的第一程序），虽没说这是看看病人是否有病理之火，没说这是看看病人是否有阳盛阴虚或阴盛阳虚体征，但事实上量体温的实质就是这么个意思。

## 第三节 火毒因素的分类

任何引起机体阴阳失衡的因素都是病理因素。引起机体发生阴虚火旺的火毒性病症的病理因素，就是火毒因素。能引起机体发生阳盛阴虚的火毒因素很多，归纳起来，可分为以下五类：

（一）食物性火毒：来自精米精面、大鱼大肉、辣椒、胡椒、白酒等食物因素所产生的火毒；

（二）药物性火毒：来自用药不当，如长期滥用人参、黄芪、鹿茸、紫河车、淫羊藿、狗肾、韭菜子等药物所产生的火毒；

（三）自然性火毒：来自然界的风、寒、暑、湿、燥、火等自然因素所产生的火毒；

（四）特殊性火毒：来自跌仆损伤、火烧饭烫、蚊叮虫咬、环境污染、各种幅谢、地震及车祸等特殊因素所产生的火毒；

（五）自生性火毒：来自人体自身的虚弱、疲劳、饥渴、房事及喜、怒、忧、思、悲、恐、惊，欲、急等自身因素所产生的火毒。

药物性火毒、自然性火毒、特殊性火毒，都可因极易引起广泛注意、重视而避免，这里姑且不说。

## 第四节 饮食不当

人体的生理之火，是人生来具有的，但作为能量，它是有限的，不断消耗的，若不源源不断地补充，就会有耗尽的必然。因此，人在出生之后，必须源源不断地补充，才能不致衰竭，维持生命。

火能化薪，薪能生火。在大自然里，火是物质（在转变过程中）释放能量的一种现象，如果没有物质，就没有燃烧，没有火，没有光和热。同理，人体的生理之火，虽生来具有，但不是永不熄灭的长明灯，它就像若不经常添油，就会因油尽而熄灭的灯盏，必须经常添油，才能得以延续。古人说："气犹火也，水谷犹薪也"（清·周学海《读医随笔·气血精神论》）；"安身之本，必资于食"（《备急千金要方·食治》）；"人以水谷为本"（《素问·平人气象论》）；"安谷则昌，绝谷则亡"（《医宗必读·肾为先天本脾为后天本论》）；"后天资生，纳谷为宝"（张锡纯《医学衷中参西录·医方》）；"人之养生，全赖谷食为主，若或一日不食，则饥饿难度"（《食鉴本草》）。对人而言，除了氧是通过呼吸而获得外，通过饮食吸取食物中的营养和水，是维持和延续生理之火的最好办法，也是唯一办法。因此，人只有在饮食得当的情况下，才不会出现火力不足或火力过亢的现象。反之，如果饮食不当，人体就会出现火力不足或火力过亢的现象。人体之所以会发生阳盛阴虚的火毒病症，十之八九是因为饮食不当，饮食为机体提供的热能，远远大于维持和延续生理之火的需要。

何为饮食不当？简单地说，就是饮食不合理，不科学，不适人体生理需要。人们常说的挑食，偏食，暴饮暴食，嗜酸，嗜辣，嗜荤，食不该食，饮不该饮，就是饮食不当。

## 第五节 膏粱之变

人体在新陈代谢过程中，从环境摄取营养的主要方式，是饮食，即喝与吃。人体的一切功能都有赖于水谷之气，靠水谷之气以营养身体，靠水谷之气以腐熟水谷，化生精气，靠水谷之气以维持生命，饮食是生命体不可缺少的原料。民以食为天（《后汉书·郦食其传》）。人是靠饮食维持生命的。人若不吃不喝，就得渴死饿死。人存于世，靠的就是一个吃字。人一来到世上，就将手指送进自己的嘴里，这充分说明吃是人的一种本能。若无饥了思食，渴了思饮的本能，人就不能生存。

火能化薪，薪能生火。水能浮舟，亦能覆舟。饮食是生理之火的主要来源，也是病理之火的主要来源。人类的祖先早就发现厚味不节，内多滞热的热性病变现象，认识到嗜食甘肥，可蕴热成毒，发而为病，如：《素问·奇病论》中的"数食甘美而多肥，肥则令人内热，甘则令人中满，转为消渴"，是指嗜食甘肥可引发糖尿病；《素问·生气通天论》中的"膏粱之变，足生大丁"，是说嗜食甘肥可引发致命性疾病。又如：《内经》中的"因而饱食，筋脉横解，肠澼为痔"；《外科正宗》中的"夫脏毒者，醇酒厚味，勤劳辛苦，蕴毒流注肛门，结成肿块，……"；《外科正宗》中的"夫痔者，乃素积湿热，过食炙煿，或因久坐而血脉不行，又因七情而过伤生冷，……俱能发痔"；《外科正宗》中的血栓性脉管炎多因"平昔厚味膏粱熏蒸脏腑，丹石补药消烁肾水，房劳过度，气精伤……"；《疡科心得集》中的肛肠病"每由于酒色中伤，……"；《外科准绳》中的"湿热流于大小肠分，热血积而为毒……"；《中藏经·论五疔状候第四十》中的疔"皆由喜怒忧思、冲寒冒热，恣饮醇酒，多食甘肥，毒鱼炸浆，色欲过度所为"；《诸病源候论》中的"内痈者，由饮食不节，冷热不调，……"等，都是说嗜食甘肥，可蕴热成毒，发而为病。

古人称油脂、肥肉为"膏"，精米、精面等细粮为"粱"，常用"膏粱"泛指肥肉和细粮等肥甘厚味，将由长期饮食肥甘厚味食物所引起的病变称为"膏粱之变"。

笔者邻村，有个王姓患者，20世纪80年代末，因经常胸闷、心痛而就诊，确诊为冠心病，虽给予相应的治疗，但不见好转。就在他的病情一天比一天重的情况下，侍候他的妻子忽得了重病，病后落下个日益加重的痴呆，本来要人侍候的他，变成了带着重病侍候他人的人。他精心地照顾妻子，好吃的东西自己一口也舍不得吃，谁都说他承受不了这样的担子，担心他活不了多久，谁知他体态虽是渐瘦了，病情却一天比一天好转，不到两年时间，竟毫无胸闷、心痛等冠心病症状，什么治疗冠心病的药也不吃了。2005年，他的妻子病逝，日子都好过了的儿女们，为了让他过个幸福的晚年，是什么营养品都给他买，还不断给他炖猪蹄，炖老鸡，包馄饨，……，不到三个月，他就发福了，半年不到，他忽死于急性心肌梗塞。他有一个姓周的亲戚，在县中医院工作，到他家给他吊丧时告诉他儿子：你知道你父亲是怎么死的吗？是让你们用好东西攻死的。这个所谓"好东西攻死的"，就是"膏粱之变"。他的冠心病原本是由"膏粱之变"引起的，虽给予相应的治疗，但因没有在生活上注意少食膏粱厚味，并没有阻断体内的膏粱之变，疗效不佳是可想而知的。当他的妻子生病，他带病侍候自己的妻子，好吃的东西自己一口也舍不得吃，这就改变了他的食谱，无疑于给他体内的膏粱之变来个釜底抽薪，本由膏粱之变而引起的冠心病，切断了膏粱之变的源头，逐渐好转亦是可想而知的。他的妻子死后，断绝了很多年的膏粱厚味，又源源不断地进入他的体内，日积月累，不但引发了膏粱之变，而且是凶险性膏粱之变（急性心肌梗塞）。

这里需要说一下的是，对于"膏粱之变，足生大丁"一词的

"足生大丁"，古今是有争议，有歧义的。如清·薛雪在《医经原旨》中说："足，多也，能也，厚味太过，蓄为内热，其变多生大疗"；张景岳在《类经》中说："厚味太过，蓄为内热，其变多生大疗，……"；唐·王冰在《黄帝内经素问》中注解说："膏粱之人，内多滞热，皮厚肉密，故内变为丁矣，……所以丁生于足者，四支为诸阳之本也"；明·马蒔在《黄帝内经素问注证发微》中也指出："足之为言饶也，非手足之足，盖中热既甚，邪热易侵，如持空虚之器以受彼物者矣"；林绍志在《足生大丁别义》中认为，因营养过剩导致的糖尿病易使患者出现足部的蜂窝组织炎、深部溃疡、坏疽等"大丁"的表现[2]；牛兵占在《"膏粱之变，足生大丁"与"糖尿病足"》一文说：足生大丁指的就是糖尿病引起的坏疽[3]；张正社在《"大丁"小议》中]认为，"大丁"应释为"薄厥"，即心脑血管病[4]；……，尽管人们的看法有异，但有一点是一致的，就是膏粱厚味是容易引发膏粱之变的。

## 第六节 自生性火毒

元·朱丹溪在《格致余论》说："醉饱则火起于胃，房劳则火起于肾，大怒则火起于肝，悲哀则火起于肺。"这段话中所说的火毒性病症，除了"醉饱则火起于胃"，其余都是自生性火毒病变。在日常生活中，人们常会看到，本来没有上火病状的人，因某事而大怒之后，忽出现声音嘶哑、口舌生疮、目赤、口周疱疹等上火症状。凡有过勃然大怒或怒不可遏经历的人都知道，当自己在怒不可遏之际，会有一股怒火涌上心头，心头怒火直往上冒，胸膛好像快要炸裂似的感觉。当自己勃然大怒之际，会有心里的火团在爆炸，或怒气冲天的感觉。这声音嘶哑、口舌生疮、目赤、口周疱疹、一股怒火涌上心头、心头怒火直往上冒、胸膛好像快要炸裂、心里的火团在爆炸、怒气冲天等上火症状，就是火毒的自生现象。像这样显而易见的自生性火毒现象，还可见于争吵、着急、烦恼、忧愁、劳累、熬夜……之后。

人体的火毒病症自生现象，常常形成于君火或相火的偏亢，亦可形成于人体其它物质的转变，还可无中生有，其自生原因，多由于阴阳失衡，功能紊乱，代射失调。

中医认为，当人体遭受疾病或饥渴、思虑、忧郁、着急、愤怒等危害时，会因脏腑功能失常，阳气偏亢而生火，人体的生理之火就会变为病态之火。《素问·调经论》中的"阴虚生内热，阳盛生外热。"《格致余论》中的"阳常有余，阴常不足"，都是说人体在阴阳失衡，功能紊乱，代射失调的情况下，无论是阴虚还是阳盛，都极易生火，且又是多数人的通病。

当我们难以理解人体在"阳有余，阴不足"的情况下，是怎样产生自生性火毒时，参考一下现代医学关于糖尿病的论述，就会有茅塞顿开的感觉。现代医学在解释糖尿病形成机理时说，当人体的内分泌功能失调时，体内的葡萄糖不能正常地通过细胞膜进入肌肉等细胞内，肌糖原和肝糖原的合成随之减少，机体不能正常利用葡萄糖的情况下，反馈性地引起肝糖原、蛋白质和脂肪的异常分解，肝糖原的分解，蛋白质和脂肪的糖异生作用，致使血中葡萄糖增多，却不能正常地通过细胞膜进入肌肉等细胞内，血中的部分葡萄糖通过肾阀进入形成尿液，便形成尿糖。有些人在得了糖尿病之后，即使是再也不吃容易导致血糖升高的食物，即使是各种各样的降糖药不断，血糖就是持续居高不下，就是因为人体在内分泌功能失调时，体内的其它物质也会通过分解而异生为葡萄糖。现代医学虽未直接指出糖尿病的高血糖、高尿糖，就是中医所说的自生性火毒的一种反应，但我们可以这么理解，这么认为。并由此认定，所谓自生性火毒，就是体内某些物质的一种变态反应。

## 第七节 自生性火毒的因果

自生性火毒，既可以是引起机体发生病变的因素，又可以是疾病发展的产物。在中医学里，凡表现为"阴虚火旺"的疾病，都有既可以是引起机体发生病变的因素，又可以是疾病发展的产物特点，如各种结核病，甲状腺机能亢进，神经衰弱，部分高血压，脑中风，肝硬化，就有既可以是引起机体发生病变的因素，又可以是疾病发展的产物特点，就连晚期癌症病人的进行性消瘦、发热、肿块增大、局部灼热、疼痛、口渴、便秘、舌红、苔黄、脉数、都是由这样因素造成的 [5]。

"阳常有余，阴常不足"的人体，就像不断喷火的活火山，体内业已有了生成病态之火的致病因子，就只有不断的生火。因此，在人体内，自生性火毒一旦生成，就有一辈子也去不掉的可能。糖尿病之所以会被人称为终身病，就是其一旦罹患糖尿病，就有一辈子治不好的可能。

# 第五章 自生性火毒与其他火毒的关联

## 第一节 火毒自生，另有其因

人体是一个有机的整体。人体的每个脏腑、组织或器官虽各有其独特的表现形态和生理功能，但构成人体的各个组成部分之间在结构上是不可分割的，每个脏腑、组织或器官都是构成人体的一个组成部分。各个脏腑、组织或器官之间互为因果，一损俱损，一偏具偏，在生理上相互资生、相互制约，相互协调，在病理上相互影响、互相转变。人体的这种整体结构，在火毒性病变上，最明显的体现，就是各种火毒因素和火毒性病变，是常常互相关联的。食物性火毒，可因自然性火毒或自生性火毒、特殊性火毒而产生，或加剧；自然性火毒可因食物性火毒或自生性火毒、特殊性火毒而产生，或加剧；自生性火毒可因食物性火毒或自然性火毒、特殊性火毒而产生，或加剧；特殊性火毒可因食物性火毒或自然性火毒、自生性火毒而产生，或加剧。

在上一章中，笔者言明来自人体自身的虚弱、疲劳、饥渴、房事及喜、怒、忧、思、悲、恐、惊、欲及着急等自身因素所产生的火毒叫自生性火毒。在此，应该说明一下的是，自生性火毒的产生或加剧，并非仅限于虚弱、疲劳、饥渴、房事及喜、怒、忧、思、悲、恐、惊、欲及着急等自身因素。

## 第二节 火毒反应堆

日常生活中，易上火的人常会有一个难解的疑惑，就是"我并没吃多少上火的东西呀，哪来这么大火的？"的确，有的人只是吃了极少的火毒性食物就火毒大作，其反应程度远远大于食物本身所含的热量。如据测定，葵花子中含有 25% 的蛋白。50% 的不饱和脂肪酸，每 100g 葵花籽含热量 597 千卡，而有些吃 100g 炒葵花子的人所产生的火毒，不知比 597 千卡大多少倍。事情之所以会这样，是人体本身存在着生火化火的物质（内因），这种物质在火毒性食物（外因）的作用下，引起了变本加厉般的生火化火反应，产生了大量的自生性火毒。

了解核反应堆的人都知道，当铀 235 的原子核受到外来中子轰击时，一个原子核会吸收一个中子分裂成两个质量较小的原子核，同时放出 2~3 个中子，裂变产生的中子又去轰击另外的铀 235 原子核，引起新的裂变，如此持续进行裂变的链式反应可产生大量热能。火毒性食物进入人体后，可刺激人体产生类似核反应堆的链式反应。有些人之所以只是吃了极少的火毒性食物，就火毒大作，就是体内存在着类似核反应堆的火毒反应堆。

## 第三节 火毒性食物是自生性火毒的激发剂、促进剂

自身性火毒与火毒性食物，有着惟妙惟肖的关联，虽不能说火毒性食物是自身性火毒的激发剂，但有好多自身性火毒病症，与火毒性食物是有一定的关联的，像被现代医学确定为内分泌功能失调的糖尿病，就有不少是由饮食不当引发的。有些自身性火毒病症，起源虽常与食物无关，但自身性火毒病症一经形成，火

毒性食物就会成其促进剂。火毒性食物之于自身性火毒病症，尤如推波助澜，纵风止燎，又尤如抱薪救火，火上浇油。

对自身性火毒病症来说，火毒性食物不仅可使病情加重，而且常常是致命的。古今中外，不知有多少自身性火毒病症患者，死于火毒性食物。

火毒性食物不仅是自身性火毒病症的致命因素，亦是自身性火毒病症痊愈者的复发因素。自身性火毒病症治愈后忽又复发，往往是由进食火毒性食物引起的。很多现症病人就是被火毒性食物夺命的。

火毒性食物对于自身性火毒的激发和促进，常常是一触即发，且又是一克激千斤，一点点的火毒性食物，即可产生大量的自身性火毒。如痈肿、疮疡、肺痈、肠痈、疔毒走黄等化脓性感染，常常稍食脂腻肥甘或辛辣食物，即可加重生火化火，阻碍气血，化腐成脓的病理变化。糖尿病病人之所以要严格控制饮食，本来一餐三碗，得了糖尿病后一碗半已是超量，就是因为当糖尿病形成时，饮食稍不节制，就会加重病情，引起可怕的恶性反馈。有些本来能大把大把吃瓜子等爆炒性食物的人，一旦因常食爆炒性零食而上火，便稍微吃一点瓜子等爆炒性食物即上火，也是这么个原因。

附言：

杨某，男，主诉每逢晚秋至来年开春，都会上火，不是口舌生疮，就是口唇旁起成簇的小水泡。笔者告诉他，不少人有这种现象，预防这种上火的最好办法，就是不吃容易上火的东西（如辣椒、胡椒、炒瓜子、炒花生等），注意少熬夜。事后杨某告诉笔者，信了你的话，再逢晚秋至来年开春就少上火了。

**火毒演义**

　　被中医称为热疮或火疮的单纯疱疹，属于时疫性火毒，常发生在气候比较寒凉的季节，暑热夏天即使是有，亦少见。易在寒凉季节发生口舌生疮、单纯疱疹的人，能注意不吃容易上火的食物即可减少或避免其发生，这也就是说，火毒性食物是自生性火毒的激发剂、促进剂，而且亦是自然性火毒的激发剂、促进剂。

# 第六章 体质与火毒

## 第一节 体质分类

世间亿万人群，有老有少，有男有女，有胖有瘦，有大有小，有丑有俊，有黑有白，真可谓胖瘦不均，面貌各异，参差不齐，千差万别。论其人的健康状态，更是各有不同，如：有的人终其一生不知什么叫疾病，不知什么叫痛苦；有的人则终其一生不知什么叫健康，除了生病就是生病，不是这病就是那病；有的人成年小病不断，不是头疼，就是牙疼，不是伤风，就是感冒，可就是不得大病，重病，绝病，有的人则要么不得病，得病就不轻，不是急症就是癌症；同样的食物或药品，有的人能吃，有的人则不能吃；有人吃肉长精神，有人吃肉则生痰瘤，张三的美食是李四的毒药；有的人一接触花粉、油漆之类就过敏，有的人则怎么接触花粉、油漆之类也不会有过敏反应；有的人一熬夜就上火，有的人则熬个三夜两夜什么不适没有；有的人吃龙肉不上膘，有的人则喝冷水也长肉；……

人的健康状态之所以千差万别，是由体质的千差万别，各有不同决定的。论其人之体质，按中医常见提法，可分为以下十四个类型：

（一）**阴虚体质**。此种体质者体型多瘦长，面色或颧部偏红，面部烘热，手足心热，口燥咽干，多喜凉饮，大便偏干或秘结，小便色黄或短少，脉细数、舌苔少或无苔，舌体或见龟裂，常有咳嗽或潮热盗汗、心悸健忘、失眠多梦、腰酸背痛、眩晕耳鸣、男子遗精、女子月经量少、胁痛、视物昏花。

（二）阳虚体质。此种体质者平素怕冷喜暖、四肢倦怠，手脚发凉，面色少华，多喜热饮，不敢吃凉的东西，大便多溏稀，小便清长，脉沉乏力，舌苔白，舌质淡、舌体胖嫩，或边有齿印，或腹中绵绵作痛、喜温喜按；或身面浮肿、小便不利；或腰脊冷痛、下利清谷；或阳痿滑精、宫寒不孕；或胸背彻痛、咳喘心悸；或夜尿频多、小便失禁。

（三）气虚体质。此种体质者多形体消瘦或偏胖，面色苍白，语声低怯，且动则尤甚，心悸食少，喜静懒言，易疲劳无力，气短，经常出虚汗，容易呼吸短促，大便正常或不成形，脉虚弱，舌苔白、舌质淡、舌体或有齿印。常伴有气短懒言、咳喘无力；或食少腹胀；或脱肛、子宫脱垂；或心悸怔忡、精神疲惫；或腰膝酸软、小便频多，男子滑精早泄、女子白带清稀。

（四）血虚体质。此种体质者多易目眩，心慌、失眠多梦，劳累易头痛，怕冷不怕热，手足麻木，冬季皮肤干燥搔痒，指甲淡白变软、易裂，易便秘，面色淡白或萎黄，唇舌淡白，脉细无力，头晕眼花，女性月经减少或延迟。

（五）阳盛体质。此种体质者多声高气粗，活泼好动，病则易壮热、无汗、气粗、烦躁、口干等，脉洪数有力，舌红苔薄黄。形体壮实，面赤时烦，喜凉怕热，口渴喜冷饮，小便热赤，大便熏臭为其特点。若病则易从阳化热，而见高热，脉洪大，大渴，饮冷等症。

（六）血瘀体质。此种体质者肤色多晦滞或见丝缕斑痕，面色晦滞，口唇色暗，眼周暗黑，脉细涩或结代，舌质青紫或暗或有瘀点瘀斑，舌下静脉怒张，容易烦躁，健忘，性情急躁，肌肤甲错，易出血，可有头、胸、胁、少腹或四肢等处刺痛、吐血、便黑等，或腹内有症瘕积块，妇女痛经、经闭、崩漏等。

（七）痰湿体质。此种体质者体型多肥胖，或素肥今瘦，肢体不爽或身重，上腹痞满，口黏腻或甜，大便溏泄，小便不利或微浑，神倦、懒动、嗜睡、身重如裹、脉濡而滑、舌体胖、舌苔多腻。易生粉刺、疮疖，或胸脘痞闷，咳喘痰多，恶心呕吐，或妇女白带过多，或四肢浮肿，按之凹陷，或头身重困，关节疼痛重着、肌肤麻木不仁。

（八）气郁体质。此种体质者形体消瘦或偏胖，面色苍暗或萎黄，多愁善感、忧郁寡欢，闷闷不乐，无缘无故地叹气，舌淡红，苔白，脉弦。常有胸胁胀痛或窜痛、乳房胀痛、小腹胀痛、月经不调、痛经、咽中梗阻如有异物、或颈项瘿瘤、或胃脘胀痛，泛吐酸水，呃逆嗳气；或腹痛肠鸣，大便泄利不爽；或气上冲逆，头痛眩晕，昏仆吐衄。

（九）过敏体质。此种体质者极易对花粉或某食物过敏，感冒时多有鼻塞、流涕、打喷嚏，有时就不感冒也常鼻塞、流涕、打喷嚏，易患哮喘、咳嗽等过敏性疾病。

（十）湿热体质。此种体质者性格多表现为急躁易怒，脸部和鼻尖总是油光发亮，容易患痤疮、疮疖、大便黏滞不爽、小便发黄、黄疸等病。

（十一）和平体质。此种体质者身强体壮，面色红润，精力充沛，目光有神，舌苔、脉搏、二便及各脏腑、器官功能具正常，睡眠好、性格开朗、反应敏捷，社会和自然适应能力强。

（十二）阴阳两虚。此种体质者既有阴虚又有阳虚，其主要表现为既怕冷又怕热，既不能受冷又不能受热。

（十三）气血两虚。气血两虚一般出现在贫血、白细胞减少症、血小板减少症、大出血后、妇女月经过多者等，其主要表现为；既有气虚的表现，又有血虚的表现。

（十四）气阴两虚。既有气虚又有阴虚，其主要表现为；既有头晕、乏力、腿软等气虚表现，又有升火、咽干、舌红等阴虚表现。

以上十四类体质，除和平体质为理想的健康体质，其余十三类体质皆是不良的病态体质。在这十三类病态体质中，阳盛体质和阴阳两虚、气血两虚、气阴两虚，实质就是其他九种病态体质的某些兼症。人体的病理变化是复杂的，有阳盛必有阴虚，有阴盛必有阳虚，有气虚必有血虚，有气虚必有血瘀，阳盛体质必兼阴虚体质，气虚体质必兼血虚体质、血瘀体质，……病态体质，常是两类以上交错相兼的体质，表现复杂，纵横交错，难以泾渭分明。演绎起来，可不止十四大类，归纳起来，亦可少于十四类。故有人将人的体质归纳为二十五类、也有人将人的体质归纳为九类或八类、六类、四类、两类，体质类型的命名亦多种多样。在体质类型的命名方面，除上所述，还有水毒型体质、筋骨型体质、肥胖型体质、瘦削型体质、干枯型体质、损耗型体质、失调型体质、寒性体质、热性体质、虚性体质、实性体质、酸性体质、碱性体质等。

笔者认为，人的病态体质，若按较普遍、较常见分类，则可归纳为水毒型和火毒型两大类。

**水毒型体质：**此种体质者由于体内水份及其他不应有的物质

较多，体态多呈肥胖、臃肿。其人多不好动，喜静好睡，睡眠中鼾声如雷，喜香燥醇厚饮食，脉濡而滑、舌体胖、舌苔多腻，易患痤疮、疮疖，或胸脘痞闷、咳喘痰多、恶心呕吐，或妇女白带过多，或四肢浮肿，或头身重困、关节疼痛、腰膝酸软、肌肤麻木等阳虚痰湿之症。

火毒型体质：此种体质者由于体内水份及其他应有的物质较少，体态多呈瘦削、干枯。其人多好说好动，睡眠较少，面色或颧部偏红，面部烘热，手足心热，口燥咽干，多喜凉饮，大便偏干或秘结，小便色黄或短少，脉细数、舌苔少或无苔，喜清凉爽口饮食，常有咳嗽，或潮热盗汗、心悸健忘、失眠多梦、腰酸背痛、眩晕耳鸣、遗精、月经量少、胁痛、视物昏花等阴虚火旺之症。

这里需要说明一下的是，笔者说水毒型体质体态多呈肥胖、臃肿，其人多不好动，喜静好睡，火毒型体质体态多呈瘦削、干枯，其人多好说好动，睡眠较少，并不是绝对的。还有一点，就是笔者将人体的病态体质，归纳为水毒型和火毒型两大类，并不是说所有的病态体质都可确定为水毒型或火毒型的。清·王士雄在《归砚录》说：余褓褓时患泻经年，迨三岁种痘，而痘科不知其天花已将出也，复以苗助之，遂及于险。先慈抱而膝行于床者五昼夜，赖任六嘉先生救全，因而体气甚弱，童年畏劳，稍动即鼻衄，故恒静坐。……弱冠后衄病始痊。隆冬可不挟纩，但略犯生冷即便泻，偶食炙爆则咽痛。明·张景岳在《景岳全书·传忠录》说："假寒者，略温之必见躁烦；假热者，略寒之必加呕恶。"王士雄的"略犯生冷即便泻，偶食炙爆则咽痛"，真叫人不知将其体质确定为水毒型，还是确定为火毒型是好。但这并不是说将病态体质分为水毒型和火毒型两大类是不客观的，绝大多数病态体质是可以确定为水毒型或火毒型的。

## 第二节 胖人气虚多痰，瘦人阴虚火旺浅析

说到绝大多数病态体质罹属水毒型或火毒型，最容易让人联想到有两种不良体质能算得上典型的水毒型体质和火毒型体质，这两种体态就是肥胖体态和瘦削体态。胖者常常胖得像肥猪，瘦者常常瘦得像瘦猴。精通中医的人一看到这样的不良体态，就会想到一句名言：胖人气虚多痰，瘦人阴虚火旺。这句名言出自清·程芝田《医法心传·医宜通变论》。这句话之所以会成为名言，是用它来概括形体肥、瘦之人的不同病理特点，既很有道理又是极常见的事实。

中医认为，在运化过程中，机体每时每刻都要产生一些废物，通过呼吸、汗液、大小便等排出体外，当机体因气虚而运化失常时，有些废物不能通过正常的运化方式排出体外，大量代谢产物带留于体内，便形成了痰。痰可分为有形无形两大类。以咳嗽、呕吐、流涕等形式排出体外者，为有形之痰。以高血脂、高胆固醇、固定酸、血胺、脂肪、黏液、痰饮、囊肿、水肿、结节、粥样硬化等形式存在于体内者为无形之痰。无形之痰的存在和积聚，可致组织臃肿，人可因体内无形之痰过多而"肥胖"起来，并可因肥胖而致气血难以周流，郁滞成痰，构成痰致肥胖，肥胖致痰的恶性循环。病态的肥胖，十有八九形成于气虚。气行则血行，气滞则血滞。气虚之人，常因气血难于周流而运化失常，清者难升，浊者难降，大量代谢产物滞留于体内，形成看似肥胖，实则臃肿的虚胖现象，并构成痰致肥胖，肥胖致痰的恶性循环。这样

一来，肥人气虚多痰一说也就顺理成章了。

肥人气虚，瘦人血虚。气不足者易肥，血不足者易瘦。血是机体的重要组成部分和给养组织，没有血，肌肉就无法形成，血不足，肉就不多，这就是"瘦人血虚"和"血不足者易瘦"的主要原因。血不足的临床表现，按理该是头晕、眼花、耳鸣、失眠、心悸、肢体麻木等症状，还有面色萎黄或白皙、指甲或唇色淡白、脉细弱无力、舌淡等血虚体征，怎么会是"瘦人阴虚火旺"呢？《素问·阴阳应象大论》说："阳化气，阴成形。"化气与成形，是物质的两种相反而又相成的运动形式。张景岳注：阳动而散，故化气，阴静而凝，故成形。在中医学里，人体的正气是无形的，属阳，精血津液是有形的，属阴。阳有化气功能，能把机体的物质化为无形的气。阴有成形的功能，可将外界物质合成机体自身物质。机体靠阳的气化作用，将精血津液化为气，靠阴的成形作用，将外界物质合成机体自身物质。中医的新陈代谢，就是阳化气，阴成形。精血津液属阴，精血津液若不足，亦就是阴虚。机体在阴虚情况下，是不可能实现阴阳双方在相互制约中，保持消长平衡的，阴抑制不了阳，就必然是阳亢，阳亢的结果就必然是火旺。还有，阴虚一旦形成，阴的将外界物质合成自身物质功能就必然会降低，就不能很好地利用外界物质以满足机体的生理需要，以致阴更虚，阳更亢，人更瘦，五心烦热、咽燥口干、手足心热，急躁易怒、盗汗、大便偏干或秘结，小便色黄或短少、以及颧红、舌红等阴虚火旺症状，就成了瘦削之人的病态特征了。

## 第三节 体质的形成因素

人体质的千差万别，各有不同，是由很多因素决定的，但概括的说，不外乎两种，一种是生来就有的先天因素，一种是出生后所遭遇的后天因素。先天因素，又称禀赋，用迷信话说是一种命运，生下来就是和平体质，怎么也不生病，这是好命；生下来就是个病疙瘩，药罐子，像红楼梦里的林黛玉那样，出世就阴虚火旺，离不开药，这是歹命。后天因素，包括饮食、疾病、劳逸、婚育、年龄、性别、环境、意外及风、寒、暑、湿、燥、火、急、欲、喜、怒、忧、思、悲、恐、惊等。

在上述体质是怎样形成的因素中，先天因素虽是命运，但这个命运是可以通过精心设置来改变的。为了让子女有一个良好的身体素质，不生病疙瘩，药罐子，人们可以通过慎重择偶、择期受孕、合理饮食、科学护胎、胎前检查等优生手段来提高生育质量；任何疾病都会因治疗不及时，或治疗不规范，不彻底，不正确而给人留下病态体质；年龄、性别虽是无法改变的，但它能告诉人们该注意些什么，该怎么做；关注和设置环境因素（如生活条件、劳动条件、卫生条件、气候条件、社会制度、生态环境及教育），是关系整个社会人群的体质的大事；……总而言之，上述每一体质形成的因素，都是影响体质的重要环节，任何环节发生纰漏，都可以促使人的体质发生改变，和平体质会变为病态体质，病态体质会加重。

## 第四节 饮食对体质的影响

说起体质是怎样形成的，笔者感到最值得在此一提的，就是饮食对体质的影响。

人以水谷为本。饮食是决定体质强弱的重要因素。合理、科学的饮食，不仅可以维护和增强和平体质，可以防止和平体质转变为病态体质，尚可抑制病态体质，控制病态体质的发展，将病态体质转变为和平体质。反之，若是饮食不合理，不科学，就会损害和平体质，将和平体质转变为病态体质，就会促进病态体质发展，使病态体质难以朝和平体质转变。饮食之于体质的影响，常见如下几种：

（一）饮食太少，引起阴虚火旺。无论是绝食，还是节食（减肥）、无法进食、因为什么事而不吃不喝，机体都会因营养供给不足而精血津液枯竭或不足，导致阴虚火旺。

（二）饮食无度，引起脾胃虚弱。饮食无度，或经常暴食暴饮，或饕餮贪食，或不知饱饿，或一天到晚不住嘴，胃子撑得大大的，既不便于蠕动和排空，难以运化，又压迫神经和血管，影响血液循环，使脾胃的功能发生紊乱，消化和吸收功能降低，久而久之，就会因运化失调而出现痰湿体质或阴虚火旺体质等病态体质。

（三）偏食偏嗜，引起偏盛偏衰。营养只有全面，兼顾，才能保证机体什么都不缺，什么都正符合生理需要，保证机体不会因饮食而偏盛偏衰。反之，若长期偏食偏嗜，进入体内的营养物质不均衡，不兼顾，势必引起机体偏盛偏衰。

（四）营养过剩，引发膏粱之变。嗜食膏粱厚味，吸收大于机体的实际需要，机体就会因营养过剩而引发起膏粱之变，或助湿生痰，形成痰湿体质，或致湿热内蕴，引发或加重湿热体质，或引发或加重发生阴虚火旺……

（五）过食辛辣，引起阴虚火旺。辛辣具有很强的火毒反应，嗜好辛辣极易化火灼津，引发或加重湿热或阴虚体质。

（六）过食生冷，引起脾虚体质。过食生冷，寒湿互结，损及脾阳胃气，导致泄泻、腹痛之症发生。寒凉会损伤脾胃，产生脾气虚弱体质，导致运化失常。

（七）过食咸食，引起或加重痰湿体质、瘀血体质。饮食过咸是促生痰湿体质、瘀血体质的重要因素。多盐既引起钠水潴留，使人水肿郁胀，酿成痰湿体质，又伤害血管，影响循环，易成瘀血体质。

（八）过食甜食，引起阴虚体质。过食甜食容易引起或加重糖尿病，糖尿病人大多都是阴虚火旺的。

（九）过食爆炒，引起或加重阴虚体质。经常吃炒瓜子、炒花生等爆炒食物的人，易有口舌生疮等上火症状，本就阴虚体质的人，若再经常吃炒瓜子、炒花生等爆炒食物，火气就会更大。

（十）过食酸食，引起酸性体质。正常人体的 PH 是 7.35~7.45，呈弱碱性。弱碱体质是健康的标志。人体的体液 PH 值每下降 0.1 个单位，胰岛细胞的活性将下降 30%，就容易引发糖尿病。细菌和病毒，大多是在酸性体质者的体内生存并繁殖的（如结核杆菌）。最适宜癌细胞的产生和转移的 PH 值为也是酸性（6.85~6.95 之间）。人体的 PH 值一旦呈酸性，就会发生各种各样的病理改变，出现失眠、食欲不振、身体乏力、免疫力低、头疼耳鸣、肠胃功能失调、高血压、高血脂、脂肪肝、糖尿病、痛风、肾病、尿频尿急、动脉硬化、化脓性感染等病症，其中最容易引发的就是火毒病症。过食酸会使人体的 PH 值发生酸性改变。

另外还有嗜酒及过食坚果、过食烧烤、过食海鲜等对人体体质的影响。

以上所说的饮食之于体质的影响，大多可引发或加重火毒性病症，可见饮食不合理，不科学，对体质的不良影响是很大的。

## 第五节 体质的火毒性转变

和平体质可转变为病态体质，病态体质可进一步恶化或转变为和平体质，这是无需唠叨的。值得一提的是，病态体质是常会朝着相反的方面转变的。水毒型体质可转变为火毒型体质，火毒型体质可转变为水毒型体质。如水毒型体质的人，常因活动少，不肯出汗，特别是直接闭住了汗，体内的热能及某些毒素不能通过出汗排出体外，停在体内就会化为火毒。水毒型体质转变为火毒型体质，是最常见的，火毒型体质转变为水毒型体质，则少见。如有不少糖尿病患者，在未患糖尿病时是水毒型体质，得了糖尿病后，水毒型体质变成了火毒型体质，却很少有糖尿病病人在未患糖尿病时是火毒型体质，得了糖尿病后火毒型体质转变为水毒型体质了。

**典型病倒（1）**

梁某，女，本是水毒型体质，阳虚湿盛，平素最爱吃炒瓜子，一年到头瓜子不离嘴，从未发生过口舌生疮之类的火毒性反应，好多一吃炒瓜子即上火的人，见她怎么吃瓜子也不上火，都为之眼红、羡慕。2010年12月4日，梁某因咳嗽，咽痛就诊，笔者叮嘱她炒瓜子炒花生什么的别再吃了，她说，她的咳嗽，咽痛与吃炒瓜子无关。数月后，她又因咳嗽，咽痛就诊，说是不知怎的，这会儿吃一点易上火的东西就上火了。她哪里知道，她那水毒型体质，已因常食火毒性食物转化为火毒型体质了。

### 典型病倒（2）

张某，女，本是阳虚湿盛的大胖子，不但饭量大，而且像羊一样没有碍口之草，什么都吃，从来不知什么叫上火。每当看到人家上火，或是听人家说吃什么东西会上火，她就会说：我是从来不知什么叫上火，不知吃什么会上火。忽有一段时间，老觉火气大，口渴，五内如焚，一夜一壶水不够，且又一天比一天瘦，到医院一查，糖尿病，从此以后，尽管不断地降糖治疗，血糖就是居高不下，一年到头口干舌燥，火气大。

### 典型病倒（3）

李某，男，原本阳虚湿盛，因长期嗜辣嗜酒，而渐致阴虚火旺，症见口干舌燥，手脚出火，大便秘结，小便赤黄，眼睛发干发火，早起时口唇起血结疤，还又肯咳嗽，咳出的痰象脓似的。2010年四月间求治于笔者时，笔者嘱其以别嗜辣了。他说：这我也觉出来了，哪天吃辣多，多喝几盅，哪天夜里火大，我以前是能吃辣的，能喝酒的，这会又不能吃辣、不能喝酒了，你说是怎么回事呀？笔者告诉他，你的体质发生变化了。

以上几例，都是水毒型体质转变为火毒型体质。类似的病倒是极为常见的。

# 第七章 火毒性食物的危害性

前面说过，无论外科，还是内科，不内外科，火毒现象都是普遍存在的，凡兼有高热、或潮热、烦热、颧红、盗汗、心烦、口干、口苦、口渴、舌燥、咯血、衄血、红肿、牙痛、溃疡、斑疹、疱疹、脓毒血症、神昏谵语、狂躁妄动、大便秘结、小便短赤、心烦易怒、干咳无痰、痰液坚硬、痰色如橘、痰中带血、痰中带脓、咽喉疼痛、声音嘶哑、鼻流脓涕、舌红少苔、舌苔黄燥、舌生芒刺、脉数、面红目赤、咽疼、肋肋疼痛、头晕目眩、耳鸣耳聋、失眠多梦、进行性消瘦等热性症状的疾病，都是火毒性疾病。这也就是说，火毒现象给人造成的损害，是非常广泛的。其广泛程度，虽不能说任何疾病都肯定与火毒相关，但可以说人体的任何器官，任何部位，都会因火毒而生病。

## 第一节 临床资料

自 2008 年 2 月 29 日至 2011 年 3 月 22 日，笔者在本社区内，对由食用上属火毒性食物而引起的疾病，进行了不完全的登记，共登记火毒性食物引起的疾病 263 例（男 116，女 147，年龄最大 82 岁，最小 10 个月），分别是口舌生疮（包括口周疱疹）62例，咳嗽（包括肺炎、反复上呼吸道感染、急性或慢性气管炎）152 例，扁桃体炎（包括咽炎、痉挛性喉炎）137 例，肺炎（主要是反复上呼吸道感染）35 例，牙痛 9 例，发烧（严重炎性反应）4

例，肿毒 3 例，心衰的 1 例，胃痛 1 例，鼻出血 1 例、吐血咯血 1 例，脑炎 1 例（因有的病人有兼病，故分别例数大于 263 例）。本统计虽说明火毒性食物是好多疾病的主要诱因和罪魁祸首，但由于登记的时间比较短，范围比较小，案例不多，不完全，还不足以证明火毒性食物对人体的危害程度。事实上，在未作上述登记之前，笔者即早已观察到，火毒性食物不仅常是口舌生疮的诱因，而且常是扁桃腺炎、咽炎、肺炎、急性支气管炎、牙痛、便秘、痔疮等疾病的诱因[6]。

这里值得一提的是，在对火毒性疾病的研究和诊治过程中，广大现代医务人员仁者见仁，智者见智，有着不少关于火毒性疾病的论证。诸如：谭志贤、李炳[7]、时水治[8]刘吉凤[9]论证痤疮是火毒性疾病；张庆源[10]论证带状疱疹是火毒性疾病；赵耀东、赵诚等[11]论证中风是火毒性疾病；赵智强、周仲英[12]等论证红斑性狼疮是火毒性疾病；窦中华[13]论证肺炎是火毒性疾病；刘武荣[14]论证冠周炎是火毒性疾病；张静、吴勉华[5]论证癌症是火毒性疾病等。

典型病倒（1）

张某，女，自幼经常发生扁桃腺炎，婚后有一回发扁桃体炎时问笔者：能不能让我这扁桃体不发炎呀？笔者告诉她，除了将扁桃体切除就是注意少受凉，少感冒，不吃容易上火的东西。她问笔者什么是容易上火的东西，笔者告诉她：辣椒、胡椒、花椒、辣椒酱、麻辣烫、麻辣火锅、辣条、辣肠、炸薯条、油饼、麻花、油条、炒葵花子、炒瓜子、爆米花、炒花生、炒开心果等等都是容易上火的东西。她说：你说的这些，都是我从小就爱吃的东西。笔者笑道：莫怪你从小就爱发扁桃体炎的。从此，她有了深刻的体会,就是当她记住不吃容易上火的东西时,就没有上火的痛苦,一旦吃了上火的东西,上帝就会让她尝尝上火的滋味。

**典型病倒(2)**

王姓患儿,男,2008年4月因发热、咳嗽就诊。家长代诉:常因咳嗽、发热、扁桃体炎而输液治疗,哪一回都得挂七八天吊针。诊得患儿舌红苔黄,扁桃体充血肿大、咽部及上腭发红,笔者在为其治疗时,关照其家长:注意不要让其吃甜食、辛辣和炒瓜子、炒葵花子、炒花生等容易上火的东西。家长恍然大悟,说:你说这话我想起来了,他上一回发这毛病,是吃过五香瓜子以后,这一回是前天吃了好多根辣条。从此,家长再也不敢让其吃甜食、辛辣和炒瓜子、炒葵花子、炒花生等容易上火的东西。三个月后的有一天,患儿又剧烈咳嗽起来,觉得咽痛,家长便问患儿是不是吃了什么容易上火的东西,患儿告诉家长,是姐姐给了他一包辣条。

**典型病倒(3)**

张姓患儿,男,经常患呼吸道感染,令家长头疼,令医生棘手的是,每次都需七天至半个月才能缓解。笔者第一次看到其家长在其输液时给其剥瓜子时,说了句:这孩子不能吃这东西,赶紧不要再吃了。其家长问怎么不能吃,笔者告诉其家长:爆炒食物属于火毒性食物,吃爆炒食物容易上火,最容易引起口舌生疮、扁桃腺炎、咽炎、肺炎什么的,你这孩子的反复呼吸道感染,可能就是吃了这些容易上火的东西造成的。其家长说:这孩子生下来才四十天的时候,就有了这肺炎了,在县医院住院时,医生说这种肺炎以后会反复发作,怎么能是吃了这些容易上火的东西造成的。笔者告诉其家长:你这孩子的反复呼吸道感染,即使不是由容易上火的食物引起的，吃这容易上火的食物，对孩子的康复也不利。其家长不信，每次到医院给孩子挂吊针时，总是兵马未动，粮草先行，给孩子备了些瓜子、炒花生、芝麻糖、芝麻饼干之类。到患儿七岁那年，其家长忽告诉笔者：你说的一点也不错，瓜子、辣条那些东西是不能吃。笔者问道：你怎知道的？其家长说：吃了就容易病，不吃就好。

**典型病倒（4）**

薛某，女，喜食辛辣，常因食辣而上火。一次上火时，患者感觉左侧乳房不适，用手一摸，触及一硬结，怕是得了乳腺癌，急求笔者诊治，笔者诊其为乳房神经纤维瘤，告诉她：你这绝对不是乳腺癌，但有恶变的可能，最好是手术切除。她问：要是不开刀能不能不让它恶化呀？根据其由喜食辛辣上火而发现，考虑其不适于食辛辣可以忌辛辣三月两月，看看在不食辛辣的情况下还有没有什么不适，如果没有什么不适，只要注意不吃辛辣就可以达到不开刀也不会恶化的目的了。一年后，患者诉笔者，她乳房里的疙瘩自忌住辛辣，既没发大亦无任何不适。笔者嘱咐其继续注意忌辛辣。但她以为没有忌辛辣的必要了，便由少渐多地吃起了辛辣，不到两个月，那疙瘩又随上火而有不适，再就诊时，那疙瘩已经增大了不少。笔者视其有恶化的迹象，嘱其到有条件的医院检查检查，结果已经恶化了。

## 第二节 现代科学的验证

现代医学虽不强调阴阳平衡，不讲究食物属性，没有中医的少火壮火、阴阳失衡、阴虚火旺、膏粱之变、蕴热成毒等学说，但从有些结论上，还是可以看出它是间接地承认火毒的危害性的，如：

现代医学认为，辣椒、胡椒等辛辣食物所含的刺激素（如辣椒所含的辣椒素），能直接刺激口腔、食管、胃肠道，引起血管扩张和器官充血，及咽痛、胃痛等不适。这些能直接刺激口腔、食管、胃肠道，引起血管扩张和器官充血，及咽痛、胃痛等不适的食物，正是中医锁定的火毒性食物；

西医认为有些口舌生疮（如口角炎、舌炎、口腔溃疡等）及消化道溃疡、息肉、癌症、痔疮等常是由维生素 B2（核黄素）缺乏引起来的，常用维生素 B2 治疗口舌生疮等疾病，并言明多吃蔬菜、水果可以预防维生素 B2 的缺乏，但在其所列的蔬菜、水果样单中，却没有辣椒，其原因很简单，就是因为辣椒是火毒性食物；

现代医学认为，荷尔蒙可引起皮脂分泌旺盛和角质老化，过多的皮脂和老化角质黏连在一起囤积在毛囊中，引起痤疮杆菌、毛囊虫、螨虫感染而罹患痤疮，年青人之所以爱生痤疮，是因为年青人荷尔蒙盛旺。这荷尔蒙盛旺易生痤疮的结论，正是对中医关于气有余便是火的验证；

人体血液的酸碱度 (PH 值)，以 7.0 为中性，7.0 以上为碱性，7.0 以下为酸性。健康人的血液 PH 值为 7.35，弱碱性，是适度的碱性。现代研究发现柿子、桑葚、香焦、梨、苹果、草莓、马齿菜、佛手瓜、葫芦、西瓜、萝卜、苤蓝、旱芹、苋菜、茄子、莴苣、菠菜、蘑菇、菜花、冬瓜等蔬菜、水果及糙米、全麦等碱性食物，含有铁、钠、钾、钙等金属和无机盐，在体内可生成带阳离子的偏碱性化合物，使人体血质保持为弱碱性，不仅能预防心脏病、糖尿病、高血压等致命性疾病，并且可以促进人体健康，使生命力旺盛。反之，如果多食肉、卵、鱼、酒、白砂糖、葡萄、凤梨、桔子、精米、精面等酸性食物，人体的血质就会变为酸性，就容易罹患心脏病、糖尿病、高血压。凡是能使人体血质变为酸性的食物，都是被中医视为可引发膏粱之变的食物；

肾上腺素收缩血管，可使人血压升高，心跳加快。现代医学发现，好多辛辣性食物（如辣椒）含有肾上腺素，这和中医关于火毒可迫血妄行的认识是不谋而合的；

嘌呤是一种有机化合物，对人体的能量供应、代谢调节及组成辅酶等方面起着十分重要的作用。当人体内的嘌呤发生代谢紊乱，嘌呤的氧化代谢产物——尿酸合成增加或排出减少，造成高尿酸血症，尿酸盐晶体可沉积于关节、软组织、软骨及肾等处，发生以关节炎、尿路结石及肾病为症候群的痛风病。现代医学确认凤尾鱼、沙丁鱼、鲤鱼、鲈鱼、梭鱼、鲭鱼、鸭、鹅、鸽子、鹌鹑、野鸡、兔肉、鹿肉、牛肝、牛肾、肉汁、虾、蟹是嘌呤含量较高的食物，人们往往因经常食用这些食物而罹患或加重，或复发痛风等病。在中医里，这些食物正是火毒性食物，痛风病亦是火毒性病症；

生物体从环境摄取营养物转变为自身物质，同时将自身原有组成转变为废物排出到环境中，这种不断更新的过程，在现代医学里叫新陈代谢。在新陈代谢过程中，如果摄入量大于生理需要量，多余的物质就会存留在体内，并越积越多，导致营养过剩，过剩的营养在体内就是一种热能，多到一定程度就会"火山暴发"，释放出身体根本就承受不了的热毒，引起糖尿病、冠心病、尿毒症、高血脂、高血压、脂肪肝、各种癌症等病变。现代医学的这种发现，对中医的"气有余便是火""膏粱之变，足生大丁"，就是很好的验证。

## 第三节 火毒的可怕性

### （一）火毒是癌症的祸首

众所周知，癌症是人类的头号杀手。每年全世界约有 600 万人被癌症夺去生命，其中我国约 130 万人死于癌症。火毒性食物，是造就这个杀手的最常见物理和生化因素。辛辣性食物在从吃下去到排出体外的过程中，除了会给人火辣，呛口，嗓子、肛门疼痛感觉，其火辣的强烈刺激，可使口腔至肛门的整个管道黏膜充血、受损而引发食管癌或胃癌、肠癌、肛门癌，据有关资料显示，在食管癌或胃癌、肠癌、口腔癌、肛门癌患者中，长期食用辣椒的人，占有相当大的比例。这是最常见的物理因素。火毒蕴于体内，壅聚不散，或灼津成痰，炼血为瘀，痰浊瘀血与其他病理因素日久搏结成块，形成肿瘤，这是最常见的生化因素。

在探索和研究本症的成因过程中，前人早就发现其病的发生与火毒有一定的关系。诸如：宋代的《咽喉脉证通论》（1278 年，作者不详）就认为喉癌多属火毒上升，立法以降气泻火为主，明确指出喉癌是"因食膏粱炙煿厚味过多，热毒积郁心脾二经，蒸于喉"；明代医家赵献可（1687 年）在《医贯》中说，"论噎膈丹溪谓得七情六淫，遂有火热炎上之化"；1742 年问世的《医宗金鉴·》说，耳痔、耳蕈、耳挺三症"俱由肝经怒火、肾经相火、胃经积火凝结而成"，"舌疳"由"心脾毒火"所致，"失荣"由"忧思恚怒、气郁、血逆与火凝结而成"等，都是说恶性肿瘤的发生与火毒密切相关。

现代研究表明，热毒蕴结是恶性肿瘤发生、发展的重要病因病理之一。现代研究还表明，苯比芘是一种致癌性极强的物质，凡烧烤食物都含有这种物质。现代研究还表明，丙烯酰胺是致癌物质，高温油炸或烧烤后的食品，如各种烤肉串、炸薯条、炸鸡腿、炸鸡翅等就含有一定的丙烯酰胺。很多中医界的有识之士，如巨大维、魏品康等，指出：清热解毒中药在恶性肿瘤的预防和治疗中起着不可或缺的作用，其抗癌机理主要为直接抑制肿瘤、诱导肿瘤细胞凋亡、调节机体免疫功能、抗炎、解毒、退热、阻断致癌和防突变、抗氧自由基、逆转肿瘤细胞的耐药性等，并在肿瘤的临床治疗中、得到广泛应用[15]。石晓兰[16]、崔娜娟、王洪琦[17]、潘磊、陈培丰[18]、逯敏[19]等，利用清热解毒的方法治疗各种癌症，都收到良好的效果，用事实证明癌症的发生与火毒有一定的关系。

### （二）火毒是中风的祸首

中风（脑出血）起病急骤、病情凶险、死亡率高，也是人类（特别是中老年人）的可怕杀手。对于此病的成因，古人即认定为火毒所致，如：唐·孙思邈在《千金翼方》中说："凡中风多由热起"；金·刘完素在《素问玄机原病式》中大倡火热内盛为中风病机，认为"暴病暴死，火性疾速故也"等，就是认定火毒为中风的成因。近年的探索表明，脑出血与瘀血、痰水、火热、毒邪密切相关，火（毒）是中风主要致病因素之一[20]，宜从痰瘀火毒论治[21]。

### （三）其他可怕

"暴病多属火（明·缪仲醇《本草经疏》）。"除了引发癌症、中风，火毒还可以引发很多可怕性的疾病，诸如笔者在上面提到的因火而起的脑炎或脑膜炎、消化道出血、传染性肺炎等，皆可杀人于顷刻。宋·窦汉卿《疮疡经验全书》中的疔疮"忽然顶陷黑，谓之'黄走（走黄），此症危矣'"，说的是疮疡火毒严重时有引起致命的败血症的危险性。清·祁坤《外科大成》中的"汤泼生伤者，患自外来也，然热甚则火毒内攻，"说的是火烧饭烫的火毒性病变的危险性。糖尿病、尿毒症、甲亢、痛风、红斑性狼疮等火毒病症，虽没有杀人于顷刻，却常使很多人寿命不长或生不如死，痛苦一生。

总而言之，火毒之害是可怕的。

清·费伯雄"外因之病，风为最多，内因之病，火为最烈（《医醇賸义·火》）"，说的就是除了外感性疾病，火毒性病症是最严重，最可怕的。

# 第八章 火毒性食物

在分析口唇周围疱疹病因时，医学界普遍认为，重感冒、伤寒、疟疾、脑炎等发热性疾病，饮食不当，免疫力低下，过度疲劳，熬夜等皆可成为本病的成因。在现实生活中，遍观此病患者，因于重感冒，伤寒，疟疾，脑炎等发热性疾病的极少，因于免疫力低下，过度疲劳，熬夜者亦不多，其最普遍，最常见的因素，就是饮食不当。所谓饮食不当，就是吃了或是过多地吃了容易上火的食物。

## 第一节 火毒性食物的分类

何为火毒性食物？答案很简单，就是能在人体产生火毒反应的食物。

什么样的食物是火毒性食物？汉·张仲景《金匮要略》中的"桃子多食，令人热""黄瓜食之发热病"生枣多食，令人热渴气胀"，是说桃子、黄瓜、生枣是火毒性食物。唐·孟诜《食疗本草》中的樱桃"多食发暗风，伤筋骨，小儿多食作热"枇杷"多食发痰热，不可与炙肉面同食，发黄病"，是说樱桃、枇杷是火毒性食物。金·刘元素《素问玄机原病式·六气为病》中的（酒性辛热），"久饮之则肠胃弗热郁结，而气液不能宣通"，是说酒是火毒性食物。在明·李时珍的《本草纲目》中，有好多关于火毒性食物的记载，如：狗肉性热，助阳动火；（辣椒）辛温有毒；胡椒辛热纯阳，走气助火，昏目发疮；烧酒辛、甘，有大热，有大毒，过饮败胃伤胆，丧心损寿；桃（实）辛、酸、甘，多食令人有热；枣（生）甘、辛、热，多食令人热渴膨胀，动脏腑，损脾元，助湿热；荔枝甘、酸、热，多食令人发虚热等等。

简而言之，容易生火化火的食物很多。

为便于理解和掌握，笔者试将能产生火毒的食物分为以下几大类：

（1）水果类：枣子、栗子、桃子、核桃、胡桃、樱桃、杏子、李子、荔枝、椰子、橘子、菠萝、桂圆、芒果、杨梅、石榴、莲子、芡实……

（2）调料类：葱、洋葱、姜、大蒜、辣椒、胡椒、花椒、八角、小茴香、吴茱萸、肉桂、桂皮、芥子、薤、香油、辣椒酱……

（3）小吃类：麻辣烫、麻辣火锅、辣椒狗肉汤、红油火锅、辣条、辣肠、炸鸡腿、炸鸡翅、炸薯条、炸丸子、油饼、麻花、油条……

（4）爆炒类：炒葵花子、炒瓜子、炒榛子、炒松子、爆玉米、爆米花、炒花生、炒豆子、炒芝麻、炒杏仁、炒腰果、炒白果、炒开心果等……

（5）畜禽类：羊肉、牛肉、马肉、鹿肉、鸡肉、鹌鹑、狗肉、兔肉、鹅肉、雉肉、猫肉、动物脂肪、动物内脏、五香驴肉、腊肉、香肠、……

（6）水产类：蚶、蚌、蟹、虾、鳟鱼、鲢鱼、鲚鱼、鲦鱼、鲤鱼、鲫鱼、黄鱼、带鱼、海参……

（7）蔬菜类：雪里蕻、韭菜、蒟蒻、芹菜、土豆、胡瓜、南瓜、……

（8）饮料类、白酒、葡萄酒、黄酒、可可、咖啡、柠檬酸、有些碳酸饮料……

（9）点心类：芝麻糖、芝麻饼、巧克力、饼干、锅巴、条酥、雪饼、干酪、蛋糕、各种奶制品、……

（10）主食及其它：糯米、白面、高粱、白糖、红糖、蜂蜜、蚕蛹、猪肉、鸡蛋、鸭蛋、……

上述食物，前九类皆能直接产生火毒，可直称为火毒性食物，但各有不同的是，有的火毒性比较大，有的火毒性比较小；有的火毒反应比较快，有的火毒反应较比慢；有的给人以火辣的口感，有的不给人以火辣的口感。糯米、白面、高粱、白糖、红糖、蜂蜜、蚕蛹、猪肉、鸡蛋、鸭蛋，富含糖、脂肪、蛋白质，可通过"膏粱之变"而产生火毒，这些食物虽能给食用者提供较高的热能，使人精力充沛，但若食之不当，或经常贪食暴食或经常超量，即能因伤脾伤胃、营养过剩而引发各种火毒性疾病。

这里需要说明的是，笔者并非想把世间所有的食物都列为火毒性食物，让人感到世上没有能吃的东西，让人感到荒唐和可笑，而只是想告诉人们：世间有很多东西是不能养生的，即使是可以用来养生的东西，若用之不当，也会影响人的健康，威胁人的生命。

## 第二节 火毒性食物的定义

说起火毒性食物，最易为人们认同的，是辣椒、胡椒、麻辣烫、辣条、芥子等对人体有明显火辣感的食物。最不易为人们所认同的，是各种肉类、精粮、点心等无明显火辣感的食物。肉类、精粮、点心等无明显火毒感的食物进入人体后，要通过累积、质变、转化的所谓膏粱之变，才能使人体产生明显的火毒病症，过程隐匿而又缓慢，往往不为人们所警惕和觉察。有些因过食肉类、精粮、点心等无明显火毒感的食物而引发膏粱之变的人，直到患了火毒病症，还不知是怎么回事。殊不知各种肉类、精粮、点心所致的火毒病症对人体的危害性，常常比有明显火辣感的食物还大。糖尿病、冠心病、动脉粥样硬化、脂肪肝、高血脂等疾病，即多由过食甘肥食物引起的。

（一）过剩即生毒

人们常常将食物分为两大类，一类是对人体有害的食物，一类是对人体无害的食物。在认定这一点的同时，笔者想略加几句的是，食物对人体的有害和无害，除了取决于食物的性质，还取决摄取量的大小，若摄取量大于生理需要量，无害食物就会成为有害食物。"膏粱之变，足生大丁"，说的就是本来无害的食物若摄取量大于生理需要量，就会变成有害食物。

**典型病倒（1）**

丁某，女，干枯型体质，78岁，2010年4月28日就诊，主诉：火气大，头晕，发饱，不想吃东西，胸中时常火烧似疼痛。询知：口干、烦躁、气粗、大便干燥、常发热，小便黄，春节前曾在县某医院检查并住院治疗，诊断为冠心病、胃炎、肾囊肿，治疗主要是静滴银杏达莫、白蛋白，但效果不佳。观其舌：质红，苔黄而糙。切其脉：滑数。其老伴告之：如今年头好，儿女们又孝顺，家里是什么营养品都有，且又鸡鱼肉蛋不断，她又能吃，可不知怎的，她是吃龙肉不上膘，还又越吃病越多。笔者在给其银杏达莫静滴的同时，告之她的病就是由饮食不节引起的，嘱其注意节制饮食，不食辛辣，输液六天。两月后，路遇其老伴，询其病情，告之已经病好了，并问笔者，为什么不吃好东西病竟好了，笔者考虑到老年人听不懂营养过剩、膏粱之变的道理，便告诉他：如今年头好，家常便饭就足够营养的了，你再给她那么多的高营养，她能受得了吗。

**典型病倒（2）**

王某，男，水毒型体质，2005 年 4、5 月间就诊，主诉头晕，测得血压：血压 180/105mmHg，询其起因，告之两月前在外地打工不慎伤了脚，老板照顾他，让他在工地上看看场子，本是件轻松事，想不到半个月不到就有点头晕了。笔者问其工地伙食怎样，说是极好，天天有肉，都是肥的。笔者问其受伤时食欲怎样，说是他这一辈子就是不知什么叫食欲不振，脚受伤了不影响吃，他是和平常一样，该吃多少吃多少。笔者告诉他：出大力的人能量消耗大，不管吃什么好东西都不会造成营养过剩，你这脚伤少活动，不出大力了，还那么吃，造成了营养过剩，就有了这高血压了。他说：我这命怎这么苦呀，一点点的福也不能享。

同一个人，同样的食物，同样的食量，当他出大力时，吃出的是力量，是健康，是精神，当他休闲时，吃出的竟是头晕，高血压，这也就是说，食物性火毒的产生，是与摄取量大于生理需要量相关的。

**（二）吃法不对亦生毒**

能使本来无害的食物变成有害食物的因素，除了摄取量大于生理需要量的量大因素，就是吃法不科学，不合理。如烹调食物时，将无火毒的食物和有火毒的食物放在一起，就有将无火害的食物转化为有火害的食物的可能。

"近朱者赤，近墨者黑"这话，本是比喻接近好人可以使人变好，接近坏人可以使人变坏，但无数事实表明，食物也会出现这样的质变现象。诸如：

（1）淀粉类食品在烹调热度超过120℃的情况下，就会产生一种叫丙烯酰胺的致癌物；

（2）肉类经烤烧，其氨基酸在分解时，就会产生三苯四丙吡等可使人体基因发生突变，引发癌症；

（3）不管是什么食物，只要经油炸，就会成为引发高脂血症、冠心病及各种癌症的危险食品。常吃油炸食物的人，癌症的发病率远远高于不吃或极少进食油炸食物的人群。

（4）不管食物本身的属寒属热，只要采用油炸或烧烤、爆炒，或烹调时加入大量火毒性佐料，就都将成为极易上火的食物；

这就是说，本来无害食物若吃法不对，也会为成有害食物。

亚硝酸盐是一种对人有害的强氧化剂，进入血液后会与血红蛋白结合，使氧合血红蛋白变为高铁血红蛋白，从而使血红蛋白失去携氧能力，导致组织缺氧，并对周围血管有扩张作用，口服亚硝酸盐可出现头痛、头晕、乏力、胸闷、气短、心悸、恶心、呕吐、腹痛、腹泻、全身皮肤、黏膜紫绀甚至意识丧失、呼吸衰竭，甚至死亡。亚硝酸盐生成亚硝酸胺后，即为强烈的致癌物质，它既可在胃中生成，又可在食品的加工过程中生成，如腌制的咸菜，放置不妥的熟菜，都会生成这种有害物质。

这也就是说，本来无害的食物若吃法不对，也会成为有害食物。这里需缀一句的是，就连无色透明的水都可因处理不当成为毒性（特别是致癌）物质。

## 第三节 "五气化火"说食毒

古人称能使人生病的外界因素风、寒、暑、湿、燥、火为六淫，并认定，六淫之中，除了"火"直接以火毒来破坏人的健康，威胁人的生命，其他五种外界因素皆可化火，并以火毒来破坏人的健康，威胁人的生命。这就是中医的"五气化火"。中医认为：五气之中，"暑""湿""燥"皆属热，火能生热，热能生火，化火是必然的；"风"虽不属热，但风能化火，火能生风，风助火势，火动生风，互为因果，化火也是必然的；"寒"虽不属火，但寒为阴邪，其性凝滞，所以寒邪侵入人体，主闭藏易阻滞阳气，阳气不得外达，可郁而化为火热。在一定的条件下，寒也是可以化火的。《灵枢·论疾诊尺》"重阴必阳，重阳必阴，故阴主寒，阳主热，故寒甚则热，热甚则寒，故曰寒生热，热生寒，此阴阳之变也。"说的就是事物会朝着相反的方面转化。清·陈士铎《洞天奥旨·骨痛》中说骨痛"起先于过飧水果生冷之物，其终成于因循失治，使湿壅而添热，热盛而化骨"，说的是，即使是有降火作用的食物，若是毫无节制，吃得太多了，也会变为火毒。由于人多"阳常有余，阴常不足"，风、寒、暑、燥的邪毒不仅均能化热生火，且多趋于化热生火。正是由于其多趋于化热生火，临床所见总是火毒病症居多。也正因如此，《素问·热病论》才有"人之伤于寒也，则为热病"之说。

典型病例

李某，女，2011年3月22日，因口周疱疹，口舌生疮就诊。在采集病史时，笔者询其在口周疱疹，口舌生疮之前吃没吃会上火的东西，譬如说炒花生、瓜子、葵花子什么的，她说她不喜爱吃零食，从来就没吃过那些东西，在这上火之前，冷水倒喝了不少。笔者询其是怎么回事，她说：我以前从未喝过冷水，前些日子在建筑工地上，天天没热水，渴了只有喝冷水，冷水那东西根本就不解渴，喝过不一会嘴里就又干巴巴的了，没办法就再喝，越喝越渴，又不能不喝，便每天都喝了好多冷水了。笔者告诉她，物极必反，冷水喝多了也是会上火的，你这口周疱疹，口舌生疮，就是喝冷水喝出来的。

清·周学海在《读医随笔·瘀血内热》中说瘀血内热的原因或由寒热病后，或由渴极骤饮冷水，或由大怒，或由用力急骤，或由劳后骤息，或由伤食日久，或由嗜食煿炙太过，在妇人或由经水不尽。李某的喝冷水喝出口周疱疹、口舌生疮、浑身冒火，正应证了周学海的"由渴极骤饮冷水"可引起火毒反应的结论。

类似这样的例子是极多的，可以说每逢热天，都有很多人因吃冰棒，喝冷饮而上火。这也就是说，和六淫皆可化火而破坏人的健康，威胁人的生命一样，食物之于人体，也是什么食物皆可以化火而破坏人的健康，威胁人的生命的。

## 第四节 从量变到质变

在一间封闭良好的十平方小屋里装一盏 60W 的电灯，开灯十小时，谁进去都不会觉得热，若是装上一万盏 60W 的电灯，两小时不要关，屋里就会热得谁也进不去。这就是量变能带来的质变。食物之于人体，可以说绝大多数都有从量变到质变的过程，即由食量的大小决定其火毒的大小，食量越大火毒性越大，反之，若食量太小，达不到"最小中毒量"，就不会产生火毒了。这也就是说，即使是火毒性食物，只要注意用量，适可而止，不让它达到"中毒量"，就不会给人造成什么损害。辣椒对已有上火症状，及食管炎、胃肠炎、胃溃疡、痔疮、高血压、肝炎、肝硬化、结核等疾病症患者应忌食或慎食，但对其无禁忌者，若适当少食一点点，生火不大，则不但没有什么大害，尚有温中、散寒、开胃、消食作用。炒葵花子、炒花生之类的爆炒食物，虽容易使人上火，非阴虚火旺之人若仅吃三个两个，也是不可能吃过都上火的。荔枝、樱桃容易令人上火，但若是偶尔吃上十个八个，只是尝尝鲜，不管你是什么体质，亦是不可能上火的。膏粱厚味易生膏粱之变，但若适可而止，不贪食，不暴食，也是不会引起膏粱之变的。问题的关键是，不管人们知不知道这一点，掌不掌握这一点，在各种各样食物面前，往往注意不到这一点。

人之伤于寒也，则为热病。（《素问·热论》）。由于人体阳常有余，阴常不足，物质在人体内的变化，多趋于生火化火。从量变到质变的变化，热加热可以更热，冷加冷却不一定更冷。一骆姓阴虚火旺者，听说王老吉去火，买了几瓶喝看看，感觉很好，于是便将王老吉当成至宝，不管渴与不渴，真的像广告上所说的那样"怕上火，喝王老吉""想喝就喝，"结果喝着喝着又上火了，且越渴火越大。笔者告诉骆某：对人而言，什么饮食都会由量变引起质变而生火化火，即便是寒凉性食物，若用之不当，亦会有上火的可能。

# 第九章 人类的致命的弱点

## 第一节 人为财死，亦为食亡

弄清了什么叫火毒性食物，按理人们就该知道怎样对待食物了。但问题在于，人们往往不善于正确对待这个问题。面对火毒性极大极明显的食物，有的人就是不懂哪些该少吃，哪些该慎食，哪些绝不能食。有的人即使什么都明白，可就是做不到，明知不能多食偏多食，明知该慎之又慎偏不慎之又慎，明知绝不能吃偏吃。对无明显火毒的食物，有的人就是不懂即使是无害的食物，若摄取不适或吃法不对，亦会给身体造成损害，对生命造成威胁，有人就是懂得，亦毫不在乎，食即不知节制，非得给它来个"膏粱之变"不可。

**典型病例（1）**

刘某，男，国营企业职工，抽烟喝酒，寻花问柳，无所不好，暴食暴饮，醉生梦死，频频常常，过度的生活放肆，逐致肾功能受损害，出现了水肿、高血压、头痛、头晕、眼花、腰痛、尿量减少、尿常规异常等尿毒症的早期症状。该患者在医院期间，任意吃任意喝，且又尽吃些肯定加重病情的东西，医生见他吃得太放肆，关照他要注意节制饮食，他说：民以食为天，谁能不吃不喝呀，你想把我饿死呀。医生告诉他：你的肾功能已经严重损害了，不注意节制饮食就是增加肾脏负担，加重肾脏损害，一旦引起尿毒症就麻烦了。他说：人生在世，吃是第一件大事，就是带起尿毒症，我也要吃。结果，病情真的发展成典型的尿毒症。典型的尿毒症之后，他只能靠血透维持生存，但仍是任吃任喝，且仍是尽吃些肯定加重病情的东西。医生告诉他：越是有营养，越是色、香、味具佳的食物，体内需要从肾脏排出的代谢产物越多，你的肾已经没有排出代谢产物的功能，靠血透来清除体内的代谢产物，若不注意节制饮食，合理饮食，是要多花钱的。他说：你别皇上不急太监急，我是公费医疗，治病由国家出钱，国家都没说我不是，你急什么呀。仗着自己是公费医疗，他是想吃什么吃什么，想喝什么喝什么，想吃多少吃多少，想喝多少喝多少，就连别人想不到的食物，他也能想到，终因血透无效，于 2007 年 6 月，带着强烈的食欲离开了人世。

**典型病例（2）**

笔者邻居吴某，上个世纪八十年代末当了个比芝麻还小的小官，当官不到两个月，即红光满面，比没当小官时胖多了。一日闲聊时，笔者问他怎这么胖的，他说：实不瞒你，如今官场腐败，干部们暗中最盛行的是一个贪字，怎么好贪怎么贪，一口吞了个飞机没有怕噎着的，明里最突出就是一个吃字，怎么痛快怎么吃，一顿吃一个小孩没有心疼的。我一个小爬虫，有官没纱帽，有手没法捞，没有经济实权，一分钱能贪的钱看不见，贪字粘不上边，就得混吃混喝，在吃上赚点油水，图个痛快了。笔者笑道：这你得注意点呀，要不会吃出痛风、冠心病、高血压、糖尿病、高血脂什么的。他说：就是真的得了这些病，那么好的东西也不能不吃呀。此后不到一年，他果真得了糖尿病，并日趋加重，于 2009 年 7 月 20 日死于糖尿病。

典型病例（3）

刘某，男，嗜酒嗜辛辣，天天拿酒当主食，拿辛辣是最好的下酒菜，久而久之，便经常胃里难受，头疼头晕，有人对他说，你的胃里难受，头疼头晕是喝酒吃辣造成的，劝他注意一下，少喝酒少吃辣，他说，对我来说，少喝酒少食辣就一点意思也没有了。有人对他说，你的胃里难受，头疼头晕是喝酒吃辣造成的劝他别喝酒别吃辣，他说：要我过不喝酒不吃辣的日子，我就不如自杀了。2008 年 6 月，患者因剧烈头痛求治于笔者，笔者在为其治疗时告诉他，嗜酒嗜辣可使脑血管时而收缩，时而舒张，如此反复收缩和舒张，可能是其头痛的主要诱因，劝其别再那么拼命地喝酒吃辣。他问笔者：喝酒吃辣会不会得癌症呀？笔者告诉他：按中医的见解，肿瘤常常是由痰转化而成的。过多的喝酒吃辣，可损伤脾胃，积湿积热，化湿化热，形成痰湿体质，这就等于为癌症的发生创造条件。他说：那怕喝酒吃辣肯定会得癌症，酒我也要喝，辣我也要吃，要不我就受不了。他说这话不到半年，查出了癌症，病死于 2010 年 10 月 8 日。

典型病例（4）

张某，男，因嗜酒而致肝硬化脾功能亢进，在淮阴某医院做了脾切除手术，出院时，医生再三关照切记不要再喝酒，因嗜酒而差点断送性命的他，连声应承，表示一辈子不再喝酒。出院后，他是时刻警告自己不再喝酒，家人也常警告他不再喝酒，他真的是滴酒不沾，但酒对他而言，乃是朝思暮想的饮食，特别是逢年过节或是看见人家喝酒请客时，常想得抓心挠鼻，垂涎欲滴。忌酒忌到第十三年的时候，他实在是忍不住了，便在得到家人允许的情况下，喝了半盅，从此便由半盅到一盅，由一盅到两盅、三盅、四盅，……直至开怀畅饮，半年不到，旧病复发，一命乌乎。

类似以上四例的人为食亡事例，世上是极多的。古今中外，不知有多少人因吃而中毒身亡，不知有多少人因吃而上吐下泻，不知有多少人因吃而上火，因火而伤身，真就像元代医学家朱丹溪所说的那样，"五味之过，疾病蜂起""为口伤身，滔滔皆是"（《格致余论》）。俗话所说的"人为财死，鸟为食亡"，实则该是"人为财死，亦为食亡。"

## 第二节 不理智的味口

在火毒性食物面前，人们之所以会不知节制或拒绝，是因为人们在食物面前凭借的不是理智，而是趁的食兴，图的味口。就拿人们对"鱼生火，肉生痰"的态度来说吧，说过或听说过"鱼生火，肉生痰"这话的人是极多的，但说了或听了这话便注意这一点的人却不多。常言所说的"鱼生火，肉生痰"，反应的确是事实。为人莫贪肉，贪肉生痰瘤。吃肉生痰，是吃得太多了，若适可而止，不让其发生膏粱之变，就不会生痰了。鱼有腥味，烹调时加些火性佐料，不但可去其腥，而且味道鲜美，只是本不是火性的鱼，这么一来就变成火性食物了，若本身就是火性的鱼，火毒性就更大了，这样的鱼人吃多了，生火是自然的，但在烹调若少加点火毒性佐料，或是尽可能少吃，吃鱼也就不会生火了。遗憾的是，吃鱼的人常常不是十有八九嫌佐料加重了，太辣了，而是十有八九嫌佐料没调好，不够味。

再拿吃炒葵花子来说吧，炒葵花子的吃法是嗑，典型的舌尖文化，尽管炒葵花子火毒性太大，容易使人口舌生疮，咳嗽，扁桃发火，伤津耗液，口干舌燥，阴虚火旺，……对健康不利，但其味道润绵、脆香特异，是世间最奇特，最爽口的一大美味，很多人明知吃炒葵花子会生火，就是抗拒不了炒瓜子的味道，见了炒瓜子就想嗑，且是越嗑越想嗑，被中国人嗑掉的葵花子，哪年都在数千万吨以上。20 世纪 80 年代那种剧场内常常满地葵花子壳的景象这会儿虽看不到了，但陪同垃圾袋进入垃圾场的葵花子壳，不知比那时剧场的葵花子壳多了多少倍。

## 第三节 令人垂涎的美食

前面提到，人一来到世上，就将手指送进自己的嘴里，这充分说明吃是人的一种本能。若无饥了思食，渴了思饮的本能，人就不能生存。除此以外，人一来到世上，就有喜爱甜味和不喜爱苦味的特点，那新生小儿，又甜又香能吃得咕噜咕噜的，而苦水则至多是咕噜一口，就不会再咕噜了。由于大人们常用汤匙给孩子吃药，不少孩子是一看见汤匙就摇头，就不张嘴。几乎所有的孩子，看见好吃的东西，就喜欢得不得了。和饥了思食，渴了思饮的本能一样，人的这种喜爱甜味的特点，给人的心理反应就是想吃好的，这样的心理反应伴随人的成长，必然使人产生对美食的追求。无论贫穷还是富裕，人们都不会放弃这种追求。20 世纪三年自然灾害的时候，大人对孩子说得最多的一句话，就是到实现共产主义的时候，就想吃什么有什么了。那时的孩子大多有一个共同的理想，就是早点实现共产主义（狭隘的目的，就是吃好东西）。这也就是说，美食之于人类，是一种欲望，现实吃得起的不会放弃吃好喝好的机会，现实吃不起的不会放过吃好喝好的念头。

单纯的饥了思食，渴了思饮的本能，虽能使人产生欲望，但那欲望是低档的，目的只是填饱肚子，食物常常比较简单，吃法常常比较原始，只要能解决基本的生理需要就行。较之饥了思食，渴了思饮的本能，美食给人带来的欲望常常是高档的，谁都想吃世界上最好的东西。因此，当人们有了享受吃喝的条件，人们总是要在如何才能提高吃喝档次上做文章，这就给人类在饮食上造就出许许多多的讲究和花样，一样米面百样办，使饮食不只是"填饱肚子"，满足身体的生理需要，而是一种文化、一种智慧，一种乐趣，一种技艺，一种境界。

韩非子在《五蠹》中说："上古之世，……民食果蓏蚌蛤，腥臊恶臭而伤害腹胃，民多疾病。有圣人作，钻燧取火以化腥臊，而民说之，使王天下，号之曰燧人氏。"说的是从燧人氏钻燧取火起，人类走出了茹毛饮血的饮食时代，随时都可以吃到既肯消化又少腥臊的熟食。火的使用，不仅丰富了人类的饮食生活，减少了危害人类健康，威胁人类生命的疾病，而且亦提高了人的素质，使人类的饮食与其它动物有着明显的区别；不仅使人类有了值得庆幸和推广的文明生活，而且促进了人类智力的发育和开发。毫无疑问，一旦尝到"钻燧取火以化腥臊"的熟食滋味，人们就会想到如何才能吃得更好。这种如何才能吃得更好的想法，必然使人类不断地开动自己的脑筋，煞费苦心地琢磨着这件事，并总有人有所发现，有所创新，从而不断增加和改变饮食方法，不断扩大饮食范围，久而久之，便积累出诸如蒸、煮、煎、炒、烹、薰、炸、烧、烤、炖、汆、涮、熬、炝、煨、拌、焖、酿、腌、风、烙、烘、煲、爆、冻、及膨化等各种各样的食品加工技术，衍生出成千上万种各具特色的食品。如今的人类饮食，五花八门，应有尽有，其中绝大多数可以说是人间美食。无论是大宾馆、大饭店，还是小饭店、小吃店，展示给人们的，往往尽是各种各样的美食。无论是食品商店、副食品商店，还是百货商店、小商店，展示给人们的，亦往往尽是各种各样的美食。就连富贵人不肯光顾的路边摊，卖的都常是令人垂涎的小吃，诸如卖油炸，卖烧烤，麻辣烫。各大美食城里、或美食节所展示的美食，就更是琳琅满目，咸、辣、香、酸、甜、鲜，争奇斗艳，令人垂涎，流连忘返。

## 第四节 喜爱吃垃圾

2010 年秋天，有位孙姓的患者前列腺发炎，是个厨师，笔者在为其治疗时，怕高档烹调食物对他的康复不利，关照他要少吃那些高档烹调食物，以避免生湿生火，他说，自做厨师那天起，他虽是天天做那些东西，就是没吃过那些东西。笔者问是怎的，他说：在学厨师的时候，他的老师曾私下里对他说过，烹调食物越是色、香、味具佳，对人越有害，做厨师的别说常吃，就是常尝尝，都是自己害自己。笔者又问是怎的，他说：厨师之所以能把很平常的东西做成令人垂涎三尺的美食，不在花样，而在调料，做名厨的绝招就是尽可能多加调料，在调料中，除了真正的鸡精，绝大多数对身体都有一定的伤害，不能超标，但按标准是很难做出美食来的，所谓高档烹调食物，调料是没有不超标很多倍的。我问他什么样的调料是最不能超标的，他说：最不能超标的是味精，那东西味道虽然鲜美，害处却很多，能引起高血压、心脏病、不孕症、癌症等，按理，每道菜不应超过 2mg，用量稍大一点，即等于给客人下毒。他还告诉笔者：做了厨师之后，我最深刻的体会就是众口难调，如今的客人，味口是越来越重，炒辣椒已经辣得呛嗓子了，能把人的味蕾辣没了，还有人嫌不辣，那味精已经加得超量到不可再加的程度了，可那些常吃味精，爱吃味精的客人还嫌不够鲜；人家吃客都是奔着味来的，在吃客面前你不能说调料对人体有这样那样的害处，更不能说你用的是什么什么，为了投客人的口味，就只有尽可能加大各种调料的用量。这样三加两加，就各样都超标了，对人有害了。

自 1908 年日本科学家发明了味精以来，味精一直被世人推崇为世上最佳的美味之一。但在享受这一美味的过程中，人类逐渐发现这一美味若摄入过多，会对人体造成许多危害性，诸如眩晕、头痛、偏头痛、颈部僵硬、胸痛、作呕、失眠、肠胃不适、肌肉痉挛，高血压、猝死、肝肾损害、影响生殖力、影响视力、妨碍胎儿发育（特别是致畸）、及引起各种各样的癌症等。专家建议每道菜的味精不超过 0.5mg，但这样的用量是不足以让人尝到可口的鲜味的，无论是个人家还是饮食的经营者，为了保证菜品的口味，味精的用量都常常大于这个数字的百倍千倍，其害处是可想而知的。

饮食质量的优劣，直接关系人类的健康和安危。在科学比较进步的现代，无论什么食物，人们都可以测定出它的主要成分，营养价值，化学属性，有无毒性，对人体有哪些好处或害处，知道怎么合理利用它，按理，人是不该蒙受对身体有害的食物之害的。但由于人们追求的往往是食品的美味，不管能吃不能吃，只要味美，投口，就是他们的选择，不是自做味美而对身体有害的食物，就是寻找味美而对身体有害的食物，正蒙受对身体有害的食物之害的人，不但仍然是有，而且是极多。自己动手，加之饮食经营者或无奈地投其所好，或在利欲的驱使下，以盈利为目的，不顾他人的健康和安危，尽做些虽投消费者的口味但却有害健康的垃圾食品，这就使得垃圾食品到处都是，严重地威胁着人类的健康和生命。

本世纪之初，世界卫生组织向人类公布了容易诱发癌症等病变的十大垃圾食品，明确指出十大垃圾食品或含亚硝酸盐，或含亚硝酸胺、三苯四丙吡、丙烯酰胺、反式脂肪酸、磷酸、及其它有害的防腐剂、增色剂等等，是引发癌症及各种其它疾病的罪魁祸首，不能食用。其十大垃圾食品分别是：

（1）油炸类食品（如油条、麻花、馓子、炸肉等）；

（2）腌制类食品（如如咸菜、咸鱼、咸蛋、咸肉等）；

（3）加工类肉食品（如肉干、肉松、火腿肠等）；

（4）饼干类食品；

（5）汽水可乐类食品；

（6）方便面类食品；

（7）罐头类食品；

（8）话梅蜜饯类食品；

（9）冷冻甜品类食品（如冰淇淋、雪糕等）；

（10）烧烤类食品（如烤鸡、烤鸭、烤鹅、烤牛排、烧羊肉串、烧牛肉串等）。

岁月匆匆，转眼数年过去，这十大垃圾食品不但没有退出人类的饮食圈，却仍被很多人视为美食，到处可见，世界卫生组织的警告，被很多人当作耳旁风，视若儿戏，你说不能吃我就不吃啦，老子偏要吃给你看看。笔者不知见过多少这样的事实，即当有人正在津津有味地吃着火腿肠或炸油条、炸油饼、炸麻花、烤鸡、烤鸭、烤鹅、烤牛排、烧羊肉串、烧牛肉串之类的垃圾食品时，你若是告诉他这东西能引起什么什么病（包括癌症），已被世界卫生组织列为垃圾食品，不能吃，劝他赶紧别吃了，他们有的说："这怎么可能呢，来来来你也吃点看看，这味道多好呀"；有的说："那是瞎扯，世上哪有这么好吃的垃圾呀"；有的说："这怎不能吃啦，别不吃葡萄就说葡萄是酸的"；有的说："那国家怎允许卖的"；有的说："就是垃圾也要吃"；有的说："我就甘愿让自己的胃子做这样的垃圾箱"；……什么叫你白说的应付都有。但很少有人说"是呀，下回不吃了"，更就是没有人立即住了嘴，没有人是立即将那东西扔进箱子里的，没有人把吃在嘴里的吐出来，没有人想把吃到肚里的呕出来。

垃圾是废东西，脏东西，食物一旦被视为垃圾，即意味着不能吃了。被列为十大垃圾食品的油炸类、腌制类、烧烤类等食品，之所以深受世人青睐，你越是说它是垃圾，有人就越是要吃，其原因之一，就是在饮食方面，人们凭的往往不是理智而是直观，尽管垃圾食品对人是有害的，有时甚至是致命的，按理是绝对不能吃，不该吃，但它的味道却正投很多人的口，对凭直觉或口感来决定食物孬好的人来说，是无可挑剔的。

## 第五节 顾嘴不顾身

不知是造物主在考验人，警示人，作弄人，坑害人，还是什么别的原因，可供人食用的东西，总是越容易产生火毒的食物，越是美味可口，令人嘴馋，令人越吃越想吃，让人没有吃腻吃够的时候，使人虽然知道只有忌食或少食、慎食，才能避免身受其害，但就是做不到。

因为吃美食可给人以无与伦比的乐趣和享受，世人在吃上，往往追求和讲究色、香、味具佳，吃得解馋，吃得刺激。孰不知色、香、味具佳，能让人吃得解馋，吃得刺激的美味多由火毒性食物调制而成，或是非得五毒具备方能色、香、味具佳，越是能让人吃得解馋，吃得刺激的美食，火毒性越大（如麻辣烫就是这样，越辣越投口味，越辣火毒越大）。

明知山有虎，偏向虎山行。人类的最大弱点之一，就是常常顾嘴不顾身。越是色、香、味具佳，越是能让人吃得解馋，吃得刺激的美食，对人体的危害性越大，这是一个早有定论的事实，但一味追求色、香、味，吃得解馋，吃得刺激的人，是不会顾及这些的。世人常犯嘴太馋，吃喝面前无忌惮，只要饮鸩能止渴，捧起壶来一口干。对顾嘴不顾身的人来说，只要色、香、味具佳，能吃得解馋，吃得刺激，就是吃了就死，亦是常常毫不在乎。在这个世界上，可以说到处都有顾嘴不顾身的人，他们一味追求吃喝，追求美食，遇吃即吃，遇喝即喝，能吃也吃，不能吃也吃，真可谓肆无忌惮。如2003年发生在我国的传染性肺炎，就是由人类肆无忌惮地尝鲜，盲目地享受"新""奇""特"造成的，那一享受，那一尝鲜不大紧，差点把全人类报销了。

世人往往太荒唐，什么都往肚里装。

胃子变成垃圾筐，性命落个不久长。

肆无忌惮的吃与喝，虽常能解饥解渴，给人口福，给人乐趣，让人吃得解馋，吃得刺激，但也常给人以各种各样的痛苦和灾难。

## 第六节 饕餮之餐

据《山海经》记载，很早以前，有一种叫饕餮的怪兽，羊身，眼睛在腋下，虎齿人爪，大头，大嘴，十分贪吃，只要见到它认为是好吃的东西，就拼命地吃，吃饱了还吃，由于吃得太多，最后被撑死了。在现实中，人的长相是没有像饕餮那样怪的，但像饕餮那样贪吃的人，却到处皆有，多如牛毛。在饭店、宾馆等吃喝场合，人们常会看到或三五人，或十几人聚在一起狼吞虎咽，胡吃海塞，满头大汗，热火朝天，脱成赤膊的吃喝场面，那就是饕餮之人的饕餮之餐。

饕餮之人的饕餮之餐有两个显著的特点，一是什么都吃，一是吃得足。不管什么食物，只要上桌就给它个盘底朝天。不管能不能吃得过多，都吃它个肚大腰圆。这样的吃法，对饕餮之人来说，感觉常常是爽快，痛快，但过后的痛苦亦常常是不堪的，最常见的就是有的人头晕，有的人肚疼，有的人拉肚，有的人呕吐，有的人是上吐下泻，……传说中的饕餮是吃得太多撑死了，现实中的饕餮之人，虽没听说谁在饕餮之餐时当场撑死，但死于因其而引发的疾病，恐怕就多得谁都无法统计了。

## 第七节 喝干西湖的感慨

2012年3月12日《京华时报》透露：昨天，全国人大代表、湖北省统计局副局长叶青表示，公务用餐接待和公务出差是"三公"的两个重大组成部分，有测算数据称，中国全年的公务用酒量是每年喝一个"西湖"。笔者在博客上看了这个消息后，给该博文的留言是：

中国官员用酒量，有人最近算笔账，

一年一个足西湖，三年一个太平洋。

发表了这个留言后，笔者查了查太平洋和西湖的有关资料，得知太平洋的面积为 18134.4 万平方公里,约占地球总面积的三分之一, 平均深度为 3939.5 米, 最深深度 11033 米, 体积为 71441 万立方千米, 西湖的面积 5.64 平方公里, 平均深度 1.21 米, 体积约 680 万立方, 太平洋的容积是西湖容积的 100 多万倍, 笔者深深感到自己的"三年一个太平洋"未免太夸张了。但笔者同时又坚信, 如果用作酿酒的水最终无法还原为水的话, 太平洋是迟早会被喝干的。中国的公务用酒量每年即可喝一个"西湖", 这虽然反映出公务人员的腐败程度, 但较之整个社会的耗酒量, 毕竟是个小数。仅中国的公务人员公款开支每年即可喝一个"西湖", 全社会, 全世界每年要喝干多少个西湖。在这个惊人的数字面前, 笔者所感慨的是, 酒给人类造成的经济损失和人生灾难是太大了。

笔者在前面提到, 酒的易燃性表明它是一种热能。这种热能在人体内也是会燃烧的。酒的主要成分是乙醇, 进入人体后, 可很快被氧化, 放出热量, 量小时其有促进血液循环、扩张皮肤血管作用, 可使人皮肤红润而有温暖感, 量大时, 就有把人活活烧死的可能。在日常生活中, 最常为人们耳闻目睹的事实, 就是喝酒的人活活醉死。据规律性统计, 在中国, 哪年都有几十万人活活醉死, 死于酒后肇事者更多得不计其数。在此笔者应该指出的是, 酒所给人类带来的灾难, 醉死只是其万一, 更多的是其它方面, 如诱发糖尿病或低血糖、胰腺炎、胆囊炎、高血压、脑出血、尿毒症、肝炎、肝硬化、脂肪肝、胃溃疡、消化道出血、脑萎缩、心律失常、心功能衰竭、心房纤颤、冠心病、咳血咯血、失血、阴虚、痔疮、高血压、动脉硬化、骨坏死、肺结核、癌症、精神恍惚、记忆力减退及胎儿畸形、死胎、智力迟钝等。

酒给人类带来的致病性灾难，真是太可怕了。在这种可怕后果面前，按理，是谁都该被镇住，谁都该接受喝酒的教训，谁都该长个终身难忘的耳性，但由于酒的扑鼻醇香和袅袅辣味能给人以甘醇、净爽、余味缠绵、回味悠长的滋味，酒的火热能令人兴奋，令人欣快，令人豪放，给人以某种飘飘然然或迷迷糊糊、晕晕乎乎、潇潇洒洒、舒舒服服、似神非神，似仙非仙的独特感觉，能让人忘掉一切不乐、忧愁和烦恼，酒的可怕性并没有把所有的人都镇住，也没让所有深受酒害的人都有所教训，没让所有深受酒害的人长什么什么记性。可以说：谁都会说"酒色财气四堵墙，人人都往墙里藏。谁能跳出墙垛外，不活百岁寿也长"；谁都会说"酒是穿肠毒药，色是刮骨钢刀"；谁都会说"劝君莫喝无情水，醉后叫人心意迷"；谁都会说"酒到嘴里是辣水，喝到肚里会绊腿，烂醉如泥活受罪，醒过酒来就后悔"，可说归说，体会归体会，一个个酩酊大醉过后还是不断地碰杯、干杯，不喝不醉。

## 第八节 三言两语说李杜

杜甫得酒得肉死，李白酒后坠江亡。

十个离酒不下饭，九个寿命不久长。

李白在《襄阳歌》里说："鸬鹚杓，鹦鹉杯，百年三百六十日，一日需饮三百杯。"有人说李白是浪漫诗人，他这是写诗，其"一日三百杯"和"朝辞白帝彩云间，千里江陵一日还"一样，是夸张，不可能真的一日三百杯。其实李白就是这么个往死里喝的人。杜甫的"李白斗酒诗百篇，长安市上酒家眠，天子呼来不上船，自称臣是酒中仙"（《饮中八仙歌》）；李白自己的

"但使主人能醉客，不知何处是他乡"；"钟鼓馔玉不足贵，但愿长醉不复醒"；"夜台无李白，沽酒与何人？"都是告诉人们李白是个醉鬼。因为嗜酒，李白死于醉后坠江。那与李白齐名的杜甫，和李白一样亦死于嗜酒（郭沫若《李白与杜甫》）。

若要断酒法，醒眼看醉人。对人来说，醉酒后的丑态，是极不雅观的。李白和杜甫都是个文人。文人的特点是处处显得高雅，斯文。按理，出于高雅，斯文的需要，他们也不会做出有伤大雅的贪杯和烂醉。还有，他们都是聪明而又明智的人，凭他们的聪明和明智，也是理当意识到酒是嗜好不得的，可他偏是没做到，这也就是说，即使是聪明而又明智的人，在饮食面前也会失去理智。

## 第九节 处处都有孔乙己

鲁迅笔下有个叫孔乙己的酒鬼，穷困潦倒，却嗜酒如命，但下酒菜却很简单，一碟茴香豆，且是要了两碗酒，一碟茴香豆后，站在柜台前就把喝酒的事办了。鲁迅在写了孔乙己后，自称孔乙己的原形姓孟，叫孟夫子。但有人认为，鲁迅本族中有个叫"四七"的人，活像孔乙己。也有人认为绍兴城内还有一个名叫"亦然先生"的活像孔乙己，说孔乙己的原型是"四七"或"亦然先生"。其实，活像孔乙己的人，世上是太多太多了。如今，时代早已不是鲁迅写《孔乙己》的时代，但活像孔乙己那样一碟茴香豆即能把酒喝了的人，却多得不得了。孔乙己的"温两碗酒，一碟茴香豆"，孬好还有下酒菜，现实中，有些嗜酒的人，就连什么下酒菜都不要，干喝。前面提到的那个嗜酒嗜辛辣，天天拿酒当主食，最终喝出了癌症的刘某，就是这样一个人，他喝酒，如果能有几个干辣椒，很好，没有也不要紧，只要有酒就行。什么下酒菜都不要，对他而言是常事。他死后，人们对他的唯一好评，就是筷头规矩，只夹靠近自己的那盘菜，不乱伸筷子。在酒席场上，一个人能做到筷头规矩，不乱夹，少惹人家嘴头之嫌，可谓是个难得的修养，是不容易做到的，而他却做到了。他之所以能做到这一点，是因为他贪图的只是酒。

2010 年 4 月，笔者诊治一王姓昏迷者，家人告之已昏迷几个钟头，怎么也醒不过来。笔者询其昏迷病因，家人告之已经几天没吃饭了。笔者问其怎没吃饭的，家人告之他就是这样，天天拿酒当饭，以前喝酒时多少能吃点菜吃点饭，最近几天是一口菜一口饭也不吃，便饿成这样了。经检查，患者的胃子严重萎缩。原来，他是个过于嗜酒的人，常常把酒看得比饭菜重要，只要有酒，菜不菜，饭不饭就不要紧了，有人劝他喝酒时多吃点菜，他说，我这肚子就是喝酒用的，吃菜多了，酒往哪里喝呀？老是多喝酒少吃菜，久而久之，便严重的胃萎缩了。像这样的事例，现实中是太多了。

现实中，还有一些被人称为酒鬼的酗酒成性者，不但顿顿不离酒，有人甚至于夜里都要起来咕噜几口……

## 第十节 爽口常往死里吃

鸟雀最喜爱吃的水果，莫过于樱桃。当樱桃成熟的时候，四处觅食的鸟雀就会像得到樱桃成熟的信息一样，从四面八方飞向樱桃，常常不等人们发现樱桃成熟了，就将樱桃啄个精光。为了防止樱桃被鸟雀所食，每到樱桃即将成熟或成熟的时候，人们就会采用各种各样的方式惊吓或驱赶鸟雀，但防不胜防，看是看，樱桃还是常常被鸟雀吃了许多。因此，人间便有了"樱桃好吃树难看"感叹。

樱桃是鸟雀的美食，也是人类的美食。它不但味道酸甜，特别可口，而且营养丰富。中医认定它补中益气，祛风胜湿，是体虚气弱，气短心悸，及风湿疼痛等病态体质的最佳食疗果品。现代医学通过检测，发现每百克樱桃中含铁量多达 59mg（居于水果首位）；它的维生素 A 含量比葡萄、苹果、橘子多 4 ~ 5 倍；它还含有蛋白质、脂肪、糖、胡萝卜素、硫胺素、核黄素、尼可酸、钾、钠、钙、磷、镁、及维生素 B、C 等，认定它是抗贫血及孕妇、产妇、小儿、美容的最佳食疗果品。

凡益气之品，吃多了都会发生火毒反应，樱桃也是这样。笔者曾见一姜姓女子，妊娠反应时想吃樱桃，家人便给她买了樱桃，前后吃了两千多块钱的樱桃，直吃得结膜充血，满脸都是火疙瘩，还生了个常年反复发烧、呼吸道感染的病疙瘩。

樱桃性热，从药理上说，凡热性病、溃疡病、结核病、支气管炎、肺炎、咳喘、糖尿病、支气管扩张及其他上火者，皆为不适人群。因其吃多了会上火，即便适合的人亦不宜多吃。再有，据测定，樱桃核仁含氰甙，水解后产生氢氰酸，误食可引起中毒；樱桃每 100g 含钾 258mg，肾病患者如果食用过多的樱桃，就会出现高血钾，当血钾 > 6.5mmol/L 时，患者就会有心脏骤停的危险。宋·寇宗奭《本草衍义》说樱桃"小儿食之过多，无不作热"；元·朱丹溪《本草衍义补遗》说"樱桃属火，性大热而发湿，旧有热病及喘咳者，得之立病，且有死者也"；唐·王维《敕赐百官樱桃》说樱桃"饱食不须愁内热"；金·张从正《儒门事亲》说舞水有一豪富，家有两个儿子，都好食樱桃，每日必食，直到吃足为止（一吃就是二三斤），半月以后，大儿子得了肺痿，二儿子患了肺痈，相继死去。……都是告诉人们：樱桃虽酸甜可口，但若食之不当，该忌不忌，该慎不慎，不能强吃而强吃，不能多吃而多食，其严重后果常常是不堪设想的。

面对爽口之物，人们常常会有吃它个足，吃它个够（腻），吃它个饱上加饱，吃它个永不犯这馋的欲望。事实上，很多人就是吃得饱上加饱，也没有个足，没有个够，更不会吃得永不犯这馋。有的人，是常常一气吃足了，吃够了，吃得饱上加饱了，但却没有吃得永不犯这馋。《儒门事亲》里那两个爱吃樱桃的富家子弟，若是一次吃够吃足之后就再也不犯爱吃樱桃的馋，没有反反复复的吃个够，吃个足，就不会死于好吃樱桃。2010年秋，一郗姓妇女声音嘶哑，几乎说不出话来，笔者询问其故，原来是辣条吃得太多，伤火太大。她告诉笔者：她看孩子都爱吃辣条，就自己也吃点看看，一吃就上了馋瘾，越吃越想吃，怎么也吃不足，吃不够，这一回买了十斤，想给它来吃得足足的，可都吃成这样了，还想吃。一茆姓女孩，爱吃荔枝，其母大力满足她，一次至少买十块钱的荔枝，吃完了就买，直吃得鼻衄不止，到医院就诊，其母亲还为她提着荔枝，怕她要吃荔枝时一时买不到。

明·李时珍在说起《儒门事亲》中豪富家两个儿子，都因好食樱桃而相继死去一事时，无限感慨地说："呜呼百果之生，所以养人，非欲害人，富贵之家，其纵欲取死，是何天命耶。邵尧夫诗云'爽口之物多作疾，'真格言哉"（《本草纲目·果部·樱桃》）。这一感慨，导出了人类一个致命的弱点，就是常常纵欲取死，只要是爽口的东西，就会往死里吃。

## 第十一节 不可理喻的结果

数年前，有个李姓女孩，因严重腹泻在县人民医院住院治疗，住院多天，疗效不佳，一天，有位医术高明的医生见孩子拉的大便里有四季豆，孩子的手里还拿着个猪蹄子，气不打一处来，便狠狠地训起了孩子的母亲，孩子的母亲嫌那医生态度不好，同那医生吵了起来，气得那医生撵其赶紧走。事后孩子的母亲和笔者说起此事，笔者告诉她：孩子腹泻得那么严重，疗效又不理想，孩子随时都有生命危险，正在为你的孩子着急的医生，一看你给孩子吃的是容易引起腹泻的东西，不但影响疗效，还有要孩子的命的危险，能不气愤，不训你吗。有丰富临床经验的医生都知道，临床疗效不但取决于明确的诊断，恰到好处的治疗，而且取决于病人的饮食，无论诊断怎样明确，治疗怎样正确，若病人饮食不当，疗效亦不但不会怎样理想，而且还常常毫无效果。这个给严重腹泻患儿吃不易消化的四季豆，给患儿吃易于腹泻的猪蹄，导致腹泻治疗不效的例子，就是个很好的证明。事实上，类似这样的例子是极多极多的。懂得饮食宜忌的重要性的临床医生，在给人诊治疾病时，总是要叮嘱病人什么不能食，什么要少食或慎食，并尽可能告诉病人为什么不能食，为什么要少食或慎食。比方说，有个反复呼吸道感染的小儿，因呼吸道感染在医院治疗时，孩子的父母在给孩子吃炒瓜子，或炒花生，或粘满香芝麻的点心等容易上火的食物时，懂得饮食宜忌的重要性的临床医生看到了就会告诉其父母：爆炒食物属于火毒性食物，吃爆炒食物容易上火，能引起口舌生疮、扁桃腺炎、咽炎、肺炎、急性支气管炎、牙痛、痔疮、便秘等很多疾病，你这孩子的反复呼吸道感染，即使不是由容易上火的食物引起的，吃这容易上火的食物，对孩子的康复也不利，赶紧不要再吃了。可使很多医生感到头疼或遗憾的是，很多人就是记不住医生的忠告，常常偏食医生叮嘱其不可食的东西。面对不听劝阻的病人，有位医生气愤地说：爱吃垃圾食品的人真是太不可理喻了，怎么劝就是不听，我是想好了，从此再也不关这心，能吃你就吃吧，花的是你自己的钱，吃坏的是你自己的身体，吃死的是你自己的生命。

医生不仅是患者的疾病的诊治者，而且是患者的饮食指导者，积极宣传有些食物对身体的危害性，善于制止患者食用某些对健康不利的食物，是做医生的本职，做医生本不该说出"从此再也不关这心，能吃你就吃吧，花的是你自己的钱，吃坏的是你自己的身体，吃死的是你自己的生命"的话来，但想想有些人的怎么也不听医生哀告，做医生的在万般无奈的情况下说出这样的气话，也是可以理解的。

# 第十章 远离火毒性食物

## 第一节 远离火毒性食物的重要性

有害食物似毒品，最易致人生百病，

不知多少嘴馋人，因为吃喝丢性命。

人们常将鸦片、海洛因、甲基苯丙胺(冰毒)、吗啡、大麻、可卡因以及国家规定管制的其他能够使人形成瘾癖的麻醉药品和精神药品称为毒品。其实，死于或废于食物的人数，至少大于死于或废于毒品者的万倍以上。2005年初，世界卫生组织公布了历时3年的研究结果，称吃烧烤等十大垃圾食品等同吸烟毒性。如今的人类，很多人自出生时起，就接受各种传染性疾病的防疫措施，很多严重危害人类健康，威胁人类生存的传染性疾病，有的早已消灭，有的即便时有发生，亦为数极少，但死于疾病的人，不但未因此而减少，相反的倒是愈来愈多，尽管上档次的医疗机构不断增多，高水平的医务人员愈来愈多，愈显得薄弱，越是百业萧条，医院的生意越好。事情之所以会这样，究其原因，就是严重危害人类健康，威胁人类生存的非感染性疾病愈来愈多，愈来愈复杂。多由饮食不当，中食物性火毒太多引起。这也就是说，人类要免受火毒之害，就必需远离火毒。

自林则徐虎门销烟，远离毒品一直是中国人非常关注，也是国家非常重视的大事，特别是20世纪80年代之后，中国政府为了打击毒品违法犯罪，除了曾先后成立国家禁毒委员会，公安部禁毒局等打击毒品违法犯罪机构，有组织的研究、拟定预防、打击对策，组织、指导、监督对毒品犯罪案件的侦察工作及协调禁毒国际合作等工作外，还要求各级禁毒机构积极开展"珍爱生命，远离毒品"的宣传和教育，使很多人远离了毒品。能使人产生火毒病症的食物和生活方式，虽能给人以致命性损害，毕竟不是毒品，不是吸毒，民以食为天，不能像打击毒品违法犯罪那样对待。但禁毒机构开展的"珍爱生命，远离毒品"宣传和教育，若是改成"珍爱生命，远离火毒"并认真进行深入、广泛的宣传，还是可以的，应该的，必要的。

## 第二节 饮食要节制

远离火毒食物的最好办法，就是消除火毒因素，杜绝火毒之源。所谓消除火毒因素，杜绝火毒之源，就是消除杜绝能引起火毒病症的因素和根源。如把好病从口入关，尽量不食能直接生火的火毒性食物，尽量少食能在体内转化为火的膏粱性食物，就是消除和杜绝食物性火毒。在这一方面首先要做到的，就是饮食要得当。

前面说过，饮食不当，是导致食物性火毒病症的主要原因。反过来说，远离食物性火毒的最好办法，就是避免饮食不当。要避免饮食不当，就要合理饮食，为活着而饮食，为健康而饮食，不挑食，不偏食，不暴饮暴食，不大吃大喝，不吃饭吃堵嘴，不嗜食嗜饮，不食不该食，不饮不该饮。

避免饮食不当的内容比较多，其中最为重要的一项，就是节制饮食。注意了这一项，做到了这一项，人就不会有膏粱之变；

不会引发胃痛、呕吐、腹胀、嗳气及急性胃炎、慢性肠炎、胰腺炎、胃穿孔等；不会一日暴，十日寒。因其重要，自古以来，凡有见地的人都非常重视这一项，强调这一项。诸如：《内经·素问》中的"饮食自倍，肠胃乃伤"；明·胡文焕《养生导引秘籍》中的"凡食皆熟胜于生，少胜于多"；梁·陶弘景《养生延命录》中的"不渴强饮则胃胀""不饥强食则脾劳"；"所食愈少，心愈开，年愈益；所食愈多，心愈塞，年愈损焉"；唐·孙思邈《千金要方》中的"饮食以时，饥饱得中"；"凡常饮食，每令节俭，若贪味多餐，临盘大饱，食讫觉腹中彭亨短气，或致暴疾"；明·王蔡《修真秘要》中的"食欲少而不欲顿，常如饥中饱，饱中饥"；宋·李昉、李穆、徐铉《太平御览》中的"谷气胜元气，其人肥而不寿；元气胜谷气，其人瘦而寿。养生之求，常使谷气少，则病不生矣"；宋·张果《医说》中的"食欲少而数，不欲顿而多"；明·方广《丹溪心法附余·医指》中的"调理脾胃为医中之王道，节戒饮食乃却病良方"；宋·苏东坡《节饮食说》中的"安分以养福"，"宽胃以养气"；清·王世雄《归砚录》中的"食毋求饱，乃养生却疾第一方"；《儒门事亲·过爱小儿反害小儿说》中的"婴儿之病，伤于饱也。今人养稚子，不察肠胃所容几何，但闻一声哭，将谓饥号，急以潼乳纳之儿口"；清·吴鞠通《温病条辨·解儿难》中的"人以食为天，饥则死。故父母惟恐其儿之饥。天下之儿，得全其生者此也；天下之儿，或受其难者，亦此也。谚有之曰：小儿无冻饿之患，有饱暖之灾"及俗话所说的"若要小儿安，常带三分饥和寒""半饱养胖子"等，说的都是节制饮食的重要性。

所谓节食，就是限制食量。一提起限制食量，就会有人说应该限制在吃饱为是，有人说是半饱，有人说是大半饱，有人说是小半饱，有人说是七分饱，有人说是八分饱，有人说是七八分饱，有人说是带着饥饿和强烈的食欲离开饭桌，有些怕胖或刻意减肥的人，竟连二、三分饱都不到，究竟在什么限制在什么刻度为最好，这是个没有统一标准的问题，如果硬要得出一个限制食量的标准，那这个标准必须有两点体现，一是不伤脾胃，二是适合人体的生理需要。多了，既伤脾胃又易发生膏粱之变。少了，虽伤不了脾胃，却满足不了人体的生理需要。为了避免膏粱之变，营养价值高的东西要尽量少吃。为了不伤脾胃，没有什么营养的东西吃多了虽不会发生膏粱之变，亦不可食之过饱。人有男女老幼，高矮胖瘦，食量体质千差万别，有的人天天吃龙肉不上膘，有的吃糠咽菜也来胖，同样的食品，有人只吃六分饱即正好，有人吃九分饱才能将就，从事强体力劳动的人顿顿九分饱不会有膏粱之变，非体力劳动者顿顿五分饱即生膏粱之变，……。很显然，限制食量的标准是不能统一的，得因食品而宜，因人而宜。这也就是说，在既不伤脾胃，又不会发生膏粱之变的前提下，各人要根据自己实际情况（食量、体型、体质、处境、身份等）来限制自己的饮食。

### 第三节 世界癌症研究基金会的 14 条建议

在 1997 年出版的《膳食、营养与癌症的预防》一本中，世界癌症研究基金会提出了以下 14 条建议：

（一）合理安排饮食，饮食多样化，以植物性食物为主，如蔬菜、水果、豆类等。

（二）维持适宜体重，成人体重维持在体质指数

(BMI)18.5 ～ 24 范围内。

（三）每天应有 30 ～ 60 分钟快走或类似的运动，每周至少 1 小时出汗的剧烈运动。

（四）每天要吃各种蔬菜和水果 400 ～ 800g，不包括薯类、根茎类和香蕉类。

（五）每天吃富含淀粉和蛋白质的植物性食物 600 ～ 800g，如谷类、豆类、包括含淀粉多的香蕉、根茎类和薯类食物，最好吃粗加工的食物，限制精糖的摄入。

（六）建议不饮酒，即使要饮酒，每天不超 100ml 葡萄酒的酒精量两份；女性减半。

（七）如果喜吃肉，瘦肉摄入量每天应少于 90g，多吃鱼、家禽。

（八）限制高脂食物，特别是动物内脏的摄入，烹调油尽量用植物油并节制用量。

（九）少食腌制食物，成人每天食盐量少于 6g。

（十）不吃常温下储存时间过长、可能受到真菌毒素污染的食物，不吃霉变食品。

（十一）吃不完的食品最好冷冻保存（避免用盐腌保存食物）。

（十二）当食物中的添加剂、污染物和其它残留物都被适当控制时，它们在食物或饮料中存在是无害的。但是，乱用或使用不当可以影响健康，应特别注意。

（十三）不吃烧焦的食物。

（十四）对大多数人来说，服营养补品对减少癌症的危险性没什么帮助（最好是通过膳食本身满足营养需要）；一定要戒烟。

癌症虽是人类的头号杀手，不治之症，防不胜防，但若能持之以恒地遵守这个建议，人类还是可以远离癌症的威胁的。这个建议不仅是远离癌症的重要措施，也是远离食物性火毒，避免其它疾病的重要措施。

## 第四节 《中国居民膳食指南》的八条原则

1997 年通过的《中国居民膳食指南》，既具有很强的权威性，又具有科学性，其八条原则是：

（一）食物多样、谷类为主。

（二）多吃蔬菜、水果和薯类。

（三）经常吃适量鱼、禽、蛋、瘦肉，少吃肥肉和荤油。

（四）常吃奶类、豆类或其制品。

（五）吃清淡少盐的膳食。

（六）食量与体力活动要平衡，保持适宜体重。

（七）饮酒应限量。

（八）吃清洁卫生、不变质的食物。

这八条原则平衡膳食、合理营养，将火毒性食物和火毒因素远抛九霄云外，谁牢记并遵循这八条原则，谁就是远离火毒性食物。

## 第五节 饮食与健康的格言

关于饮食与健康，现存的格言、谚语里有好多值得铭记的妙语，如：

病从口入（付玄）；

厚味实腊毒（国语）；

知节者病少（谚语）；

贪食者伤身（印度《五卷书》）；

饮食自倍，肠胃乃伤（《内经》）；

饮食不节，以生百病（嵇康）；

节食以去病，节欲以延年（朱熹）；

饭吃八分饱，到老肠胃好（谚语）；

欲得长生，肠中常清；欲得不死，肠中无滞（王充）；

不能吃的绝不吃，十个大夫九失业（佚名）；

多吃蔬菜少吃肉、粗米淡饭能长寿（谚语）；

少吃荤腥多吃素，没有医生开药铺（谚语）；

饮食如不适可而止，厨师亦成下毒之人（伏尔泰）；

痛饮则伤神耗血，损胃亡精，生痰动火（李时珍）；

健康唯独和节制并存（卢梭）；

聘请百位医师，不如戒之在食（西班牙谚语）；

饮食节制常常使人头脑清醒思想敏捷；只有节制食欲才能高寿（富兰克林）；

鼻之所喜不可任也，口之所嗜不可随也（葛洪）；

善养生者，食不过饱，饮不过多（葛洪）；

若要病不生，须带饿三分（谚语）；

宁可锅中放，不让肚肠胀。宁叫美食占碗盆，不叫美食撑着人（谚语）；

戒酒戒头一盅，戒烟戒头一口（谚语）；

酒虽是百药之长，如不适可而止则百病丛生（田吉兼好）；

溺死在酒杯中的人多于溺死在水中（福莱）；

进食不可过量，饮酒不可贪杯（罗兹）；

吃得多的人病也多（莫菲特）；

须死于暴食的人要比死于饥饿的人多得多（泰奥格尼斯）；

放纵食欲的人，从某种意义上说等于用自己的牙齿挖掘自己的坟墓（富勒）；

当美食成为你的唯一信仰，你的寿命就不会太长（佚名）；

……

笔者认为，能记住这些格言，并能时刻予以注意的人，也算是远离火毒了。

## 第六节 古人的养生法则

善于养生的古人，给生存确定了两个应该遵守的法则，一是"法于阴阳，和于术数，食饮有节，起居有常，不妄作劳"，一是"志闲而少欲，心安而不惧，形劳而不倦"[22]。大意就是说，人只要能把握自然规律，适应自然环境，饮食，起居，劳逸等有适当的规则，再有一个淡泊名利，"嗜欲不能劳其目，淫邪不能惑其心"[22]的美德，再诱人的美味，见了闻了也不眼馋，不嘴馋，不见了美味挪不动腿；再可口美味，不多吃，不多喝，不舍不得离开餐桌，就可以保持身体健康，精神充沛，益寿延年了。

毫无疑问，遵循古人的这个生存法则，就是远离火毒的法则。

## 第七节 饮食宜忌

该忌盐时不忌盐，黄泉之路在眼前。

该忌糖时不忌糖，生命肯定不久长。

忌嘴之于健康是非常重要的。谚云：吃药不忌口，枉费大夫手；吃药不忌嘴，跑断医生腿。说的是病人如果不注意忌嘴，什么都吃，医生是治不好他的疾病的。也正因如此，中医所最注重的事宜之一，就是饮食宜忌。吕不韦"凡食无强厚味，无以烈味重酒……食能以时，身心无灾"（《吕氏春秋·尽数》）；清·许克昌、毕法"古人治病，虽赖乎药，亦资乎饵。药之所忌，关乎人之生死；饵之宜忌，涉乎病之轻重。饵者饮食之类也，凡病恣啖无忌，以致证候因循反复，变态无常……"（《外科证治全书·饮食宜忌论》）；孙思邈"凡患口疮及齿，禁油面酒浆酸酢咸腻乾枣，差后乃慎之"（《千金方·口病》）；明·张三锡"血症不断酒色厚味，纵止必发，终成痼疾（《医学六要》）"；清·陆以湉"消渴、水肿、下疳、咳嗽、吐血等症，皆以戒盐为第一要义，若不能食淡，方药虽良，终难获效（《冷庐医话·杂病》）"；顾世澄"戒怒以养阳，绝欲以养阴，断煿炙、远酒面以防作热"（《疡医大全》）；清·顾靖远"烟为辛热之魁，酒为温热之最，凡姜椒芥蒜及一切辛辣热物，极能伤阴（《顾氏医镜》）"；陈士铎心绞痛缓解后"必须忍饥"（《辨证录》）；孙思邈也强调"勿进肥浓羹蹄，酥油酪饮等"，"善养性者常须少食肉，多食饭。"等，说的就是忌嘴的必要性，重要性。

提起忌嘴，人们往往想到病人的饮食宜忌，以为忌嘴只是病人的事。其实只要是人，就有什么能吃，什么不能吃，什么不能多吃，什么不能常吃，什么不能与什么同吃，什么你能吃我却不能吃，什么只能这么吃不能那么吃等辨证施食问题。在饮食方面能百无禁忌的人，世上是没有的。谁在饮食上百无禁忌，谁就不会有好身体。汉·张仲景在《金匮要略》"凡饱含滋味，以养于生，食之有妨，反能有害，自非服药炼液，焉能不饮食乎？切见时人，不闲调抓取摄，疾□竟起，若不因食而生，苟全其身，须知切记者矣。所食之味，有与疾病相宜，有与身为害，若得宜则益体，害则成疾。以此致危，倒皆难治"；唐·孙思邈"安身之本，必资于食。救急之速，必凭于医。不知食宜者，不足以生存也。不明药忌者，不足以除病也……慎肥腻、饼、酥油之属，……诸腥冷之物，多损于人，断之益善……"（《备急千金要方·食治》）；王肯堂"久食膏粱厚味，肥甘之品，损伤心脾"；清·费伯雄"人生之一饮一食，莫不各有宜忌存焉。若五谷菜蔬，以及瓜果六畜等类，靡不毕具，或食以延年，或食以致疾，或食发寒热，或食消积滞，或补腰补肾，益脾滋阴，或动气动风，损精耗血，种种详明，条条是道，此费氏之一片婆心以济世者也。吾愿摄生者，以有益者就之"（《食鉴本草》），说的就是健康的人也要注意忌嘴。因此，在谈到怎样才能远离食物性火毒问题时，笔者感到必需指出的是，忌嘴是远离食物性火毒的重要措施之一。

忌嘴忌什么，怎么忌？笔者曾见过一个"名医"的宣传治胃病祖传绝招广告，该广告在包治包好的承诺下有个服药期禁忌："服药期禁忌腥、荤、辣，如：葱、韭、蒜、姜、辣椒、洋葱、芫荽、烟酒、鱼虾、海味、畜禽肉及蛋类、甜、冷等。百日内忌服劂猪肉、芫荽、猪头肉、公鸡，鲤鱼、酒、海味、茶豆、黄花菜、莴苣、绿豆、木耳、芹菜、黄瓜、香菇、鹅蛋、红豆、蕃瓜、茄子、丝瓜、韭菜、菠菜、血料、茴香、雪里红、包括当地'发物'；停药须戒房……。"这几乎包罗万象饮食禁忌，带有明显的欺骗性、愚弄性，太荒唐，简直是叫世人比苦行僧还苦行僧，谁也受不了，谁也做不到，不必提倡。什么都忌，什么都一点不能吃，拿什么供给机体能量以维持机体的新陈代谢，怎么增强人体的抗病能力，怎么扶正以驱邪。在笔者看来，值得提倡的只有两条，一是注意少食或不食肥腻厚味，一是注意少食或不食辛辣温热。在中医的饮食宜忌中，提示率，强调率最高的就是忌油腻和忌辛辣。之于有些病人，这两点是必须记住的，谁犯忌，谁就要倍受疾病的折磨，甚至于断送性命。之于健康的人，这两点是必需注意的，谁不注意，谁就会引火烧身，自己糟蹋自己。

"爽口物多终作疾，快心事过必为殃，知君病后能服药，不若病前能自防"（宋·陈直《寿亲养老新书》）。此诗题为《防病诀》，为北宋哲学家邵康节（即邵雍）所作，细细品味，堪称防病益寿之秘诀，世人应当切记切记。

## 第八节 九种体质的饮食

疾病是不良体质的病态反应，不良体质的主要成因之一，是生活方式不正确，不合理，要变不良体质为健康体质，重要的措施之一，就是像量体裁衣那样量体饮食，即根据体质选择适宜食物。

根据体质选择适宜食物，对人来说是非常重要的，必须严格讲究。如：脾胃虚寒，腹泻腹痛，宜食易消化，能补脾温胃的食物，忌食寒凉的生冷瓜果和滋腻的食物；阴虚火旺，发热心烦，口渴者，宜食能养阴清热的食物，忌食温燥、辛辣；低血糖可适当多食含糖食物，多食精米、白面，糖尿病则忌食含糖食物，少食精米白面；痛风病人多食用含碱性的食物，忌肝、肾、脑、肉汁等含嘌呤的食物等。对健康人来说，虽是不用像病人那么严格讲究，但最起码得懂得辛辣食物、油炸食物、爆炒作物吃多了容易上火，尽量少食到不吃，膏粱厚味吃多了易发膏粱之变，尽量少食；得懂得吃什么容易患结石病，吃什么容易患糖尿病，吃什么容易致癌，吃什么容易引发高血压、冠心病，吃什么容易引起胰腺炎、胆囊炎，吃什么伤肝，吃什么伤胃，吃什么伤肾，吃什么伤肺……；懂得自己是个什么样的体质，能吃什么，不能吃什么……

2008年1月，北京中医药大学王琦教授揭示：他带领的体质研究课题组，历时30年，在我国东、西、南、北、中5个地域（江苏、安徽、甘肃、青海、福建、北京、吉林、江西、河南9省26市），进行了21948例流行病学调查，发现中国人的体质主要有9种。其九种体质及饮食注意要点如下：

（一）平和体质（32.75%）："身体倍儿棒，吃嘛嘛香"，再加上睡眠好、性格开朗，社会和自然适应能力强，是典型的平和体质。此体质的人饮食上要注意吃得不要过饱，也不能过饥，不吃过冷也不吃得过热，要多吃五谷杂粮、蔬菜瓜果，少食过于油腻及辛辣之物。

（二）气虚体质（12.71%）：说话没劲，经常出虚汗，容易呼吸短促，经常疲乏无力，容易感冒，生病后抗病能力弱且难以痊愈，还易患内脏下垂，比如胃下垂等。此种体质者饮食上要注意多吃具有益气健脾的食物，如黄豆、白扁豆、香菇、大枣、桂圆、蜂蜜、鸡肉等。

（三）湿热体质（9.88%）：此种体质性格表现急躁易怒，脸部和鼻尖总是油光发亮，还容易生粉刺、疮疖，一开口就能闻到异味，容易大便黏滞不爽，小便发黄。此种体质者饮食上要注意清淡，多吃甘寒、甘平的食物如绿豆、空心菜、苋菜、芹菜、黄瓜、冬瓜、藕、西瓜等。少食辛温助热的食物。戒除烟酒。

（四）阴虚体质（8.89%）：此种体质多怕热，患者经常感到手脚心发热，面颊潮红或偏红，皮肤干燥，口干舌燥，容易失眠，经常大便干结，易患咳嗽、干燥综合征、甲亢等。此种体质者饮食上要注意多吃甘凉滋润的食物，比如绿豆、冬瓜、百合等。少食羊肉、狗肉、韭菜、辣椒等性温燥烈的食物。

（五）气郁体质（8.73%）：多愁善感、忧郁脆弱的气郁体质，一般比较瘦，经常闷闷不乐，无缘无故地叹气，容易心慌失眠。此种体质者饮食上要注意多吃小麦、葱、蒜、海带、海藻、萝卜、金橘、山楂等具有行气、解郁、消食、醒神的食物。睡前避免饮茶、咖啡等提神醒脑的饮料。

（六）阳虚体质（7.9%）：总是手脚发凉，不敢吃凉的东西。性格多沉静、内向，易水肿、腹泻等。此种体质者饮食上要注意适当吃些甘温辛热食物，如牛羊狗肉、葱、姜、蒜、花椒、鳝鱼、韭菜、辣椒、胡椒等。少食生冷寒凉食物如黄瓜、藕、梨、西瓜等。

（七）痰湿体质（6.29%）：心宽体胖是最大特点，腹部松软肥胖，皮肤出油，汗多，眼睛浮肿，容易困倦；易患眩晕、胸痹、痰饮等。易患冠心病、高血压、高脂血症、糖尿病等疾病。此种体质者饮食上要注意清淡，多食葱、蒜、海藻、海带、冬瓜、萝卜、金橘、芥末等食物，少食肥肉及甜、黏、油腻食物。

（八）血瘀体质（7.95%）：刷牙时牙龈易出血，眼睛常有红丝，皮肤常干燥、粗糙，常常出现疼痛，容易烦躁，健忘，性情急躁，出血、中风、冠心病等。此种体质者饮食上要注意多食黑豆、海带、紫菜、萝卜、胡萝卜、山楂、醋、绿茶等具有活血、散结、行气、疏肝解郁作用的食物，少食肥猪肉等。

（九）特禀体质（过敏体质4.91%）：对花粉或某食物过敏等，

凡是遗传性疾病者多与亲代有相同疾病，或缺陷。比如出现药物过敏、花粉症、哮喘等过敏性疾病。此种体质者饮食上要注意饮食清淡、均衡，粗细搭配适当，荤素配伍合理。少食荞麦（含致敏物质荞麦荧光素）、蚕豆、白扁豆、牛肉、鹅肉、鲤鱼、虾、蟹、茄子、酒、辣椒、浓茶、咖啡等辛辣之品、腥膻发物及含致敏物质的食物。（《健康时报》2008-02-04第24版）

以上九种体质的饮食注意，对远离火毒性食物来说，无疑是个良好的指导。

## 第九节 嗜食辣椒的十大害处

一提起忌辛辣、少食或不食辛辣，有人就会立即想到所指的是辣椒。辛辣食物虽并非仅仅是辣椒，但能这样想也是对的。自清代兴起吃辣椒以来，在中国人辛辣食物中，辣度最大，最感人兴趣，最受嘴巴欢迎的就是辣椒，对人身体损害最大的，也是辣椒。目前，随着火锅店、砂锅店及"麻辣烫""辣条""辣酱""辣油"等辣食的兴起，含有辣椒的菜肴越来越普及，受害人群越来越多。晓以利害，迫在眉睫。指出嗜食辣椒对人的害处，是理所当然的。笔者在前面提到，辣椒、胡椒等辛辣食物所含的刺激素（如辣椒所含的辣椒素），能直接刺激口腔、食管、胃肠道，引起血管扩张和器官充血，及咽痛、胃痛等不适。这些能直接刺激口腔、食管、胃肠道，引起血管扩张和器官充血，及咽痛、胃痛等；笔者在前面还提到，辛辣性食物在从吃下去到排出体外的过程中，除了会给人火辣，呛口，嗓子、肛门灼热疼痛感觉，其火辣的强烈刺激，可使口腔至肛门的整个管道黏膜充血、受损而引发食管癌或胃癌、肠癌、肛门癌，据有关资料显示，在食管癌或胃癌、肠癌、肛门癌，口腔癌患者中，长期食用辣椒的人，占有相当大的比例。其嗜食辣椒对人的害处远不止是这些，概括地说，可归纳为如下10点：

（一）辣椒的刺激，可使心跳加快，心动过速，血压升高，引起心力衰竭、心肌梗塞、高血压危象、脑溢血等脑血管意外、呼吸道感染、慢性气管炎、肺心病、肺气肿、肺结核等肺部病变。

（二）辣椒的刺激，可致消化道黏膜、血管、骨肉组织、器官组织或损伤，或扩张、充血、水肿、糜烂、癌变，既可引起咽痛、胃痛、腹痛、腹泻、便秘、急性胃炎、慢性胃炎、胃溃疡、食管炎等普通疾病，又可引起食管癌或胃癌、肠癌、肛门癌，口腔癌等不治之病；

（三）辣椒的刺激，其链式反应可引起胆囊收缩，胆道口括约肌痉挛，造成胆汁排出困难，从而诱发胆囊炎、胆绞痛及胰腺炎。

（四）辣椒的刺激，可致痔静脉充血水肿，可引起或加重痔疮，甚至形成肛门脓肿；

（五）极易引起口舌生疮、化脓性感染。已经眼睛发红、角膜炎、口舌生疮、化脓性感染、银屑病、痤疮等皮肤病的患者，食辣可使其病情加重；

（六）凡活血之品皆可起孕妇流产。辣椒的刺激血管，使人心跳加快，心动过速，血压升高作用，实质就是活血作用，极易导致孕妇流产；嗜食辣椒，既可使常人罹患冠心病、高血压等病，即可使孕妇罹患妊娠心脏病、妊娠高血压等疾病，对孕妇母子极为不利；孕妇，特别是即将临盆的孕妇，本就极易出现声音嘶哑、咳嗽、便秘、口舌生疮等明显的上火症状，嗜食辣椒可加重其上火症状，对母子造成威胁；便秘孕妇，吃辣椒太多，便秘更易加重，便秘时用力屏气，腹压加大，使子宫、胎儿、血管局部受挤压致供血不足，易引起血压增高、流产、早产或胎儿畸形。产妇食辣椒，不仅对产妇有诸多不利，尚易导致哺乳婴儿罹患消化不良、反复呼吸道感染等；

（七）辣椒通过肾脏排泄，有损肾实质细胞，严重可引起肾功能改变，甚至出现肾病综合症、尿毒症等；

（八）甲亢患者因本身就心率快，食用辣椒后更加快心跳，病状更明显，极易诱发甲状腺亢进危象；

（九）瘦人大多阴虚火旺，本就常有口干舌燥、烦燥易怒、发热、便秘、鼻血、咽喉肿痛等热症者如果嗜好辣椒，不仅加重上述症状，尚可引起其它严重后果，如此等瘦人是个肝硬化病人，就极易引起肝昏迷、消化道出血；如系癌症病人，就极易引起癌细胞扩散等；

（十）影响药物疗效。正服药或打针、输液的病人吃辣椒，少则影响治疗效果，多则不但影响治疗效果，等于白吃药，白打针，白输液，反而加重病情。

辣椒对人既是有这么多的害处，远离它是应该的。

说到这里，也许有人会说：辣椒的营养比较丰富，尤其是维生素C的含量，在蔬菜中名列前茅，多吃辣椒可以补充营养。有人甚至还能列出食辣椒有十大好处。是的，辣椒的营养是比较丰富，特别是维生素C，每100g辣椒含维生素C约150mg，在蔬菜中确是名列前茅，但它给人造成的火毒性危害，实远远大于它所带给人的营养，用它来补充营养，尤如饮鸩止渴，引火烧身，贪小失大，得不偿失。据测定，毒蛇的蛇毒内含有丰富的糖、脂肪、蛋白质，蛇毒的主要成分，就是糖、脂肪、蛋白质，但其成分中含有蛇毒金属蛋白酶、蛇毒丝氨酸蛋白酶、蛇毒神经毒素蛋白、磷脂酶 A2 等致人于死地物质，谁若奔着糖、脂肪、蛋白质去食用蛇毒，谁就会有一命乌呼的可能。辣椒所含的辣椒素虽没有蛇毒那么厉害，但其得不偿失的理是与蛇毒相通的，因为辣椒的营养嗜食辣椒，后果不堪设想。

## 第十节 酒应少喝

洪昭光教授在《60岁登上健康之路》一书中说："国外 40% 交通规则死亡者、50% 监狱犯罪、25% 重症病人都和酗酒有关。酗酒还可引起肝硬化、酒精性心脏病、酒精性神经病、脑卒中、肿瘤、帕金森氏综合症以及其它严重的社会问题，例如道德沦丧。"饮酒对中国人的伤害是个什么样的数据，仅从我国公务人员一年即可喝干一个西湖这一点，就可见一斑，无需多说了。对此，笔者感到应当罗嗦罗嗦的是，酒是可致百病丛生的东西，对谁都不相宜，无论是病人还是健康者，都应该注意少喝，最好是不喝。

"酒性善行而喜升，大热而有峻急之毒（元·李杲《东垣十书》）。"在谈到远离火毒性食物时，按其毒性，按其给人类造成的灾难，按其对生存的重要性，酒是第一应该远离的对象。不吃饭，不喝水，能把人饿死，渴死，但不喝酒是肯定死不了任何人的。清·王士雄在《归砚录》中说："煮海为盐，绩麻为布，采天生之物而为百货，皆化无用以为有用；而酒则糜费五谷以成糟粕，化有用以为无用也。……贞节之人以酒乱性，力学之人以酒废业，盗贼之徒以酒结伙，刚暴之徒以酒行凶：凡世间败德损行之事，无不由于酒者。"在人类的饮食列表中，是完全可以没有酒，也不应该有酒的。尽管乱伦、奸淫是道德品质问题，不一定与酒相关，但如果没有酒，人间就不会有那么多的乱伦和奸淫现象；尽管很多人的犯罪与饮酒无关，但如果没有酒，就不会有那么多人蒙受牢狱之灾；尽管寻衅闹事者不一定就是醉鬼，但如果没有酒，就不会有那么多寻衅闹事者；尽管交通事故不一定都是当事人喝酒的缘故，但如果没有酒，就绝不会有那么多交通事故；尽管死于非命不一定与酒相关，但如果没有酒，就绝不会有那么多人活活醉死；尽管疾病的发生不一定都与酒有关，但如果没有酒，有很多疾病就不可能发生，就不会有那么多人死于疾病；尽管……，一言以蔽之，如果没有酒，人间就会免去很多很多悲剧和痛苦。酒之于人类，百害而无一益。但人类偏是和酒结下不解之缘，什么都与酒息息相关，来客喝酒，交友喝酒，嫁娶喝酒，丧事喝酒、节日喝酒，升官喝酒，发财喝酒，调动喝酒，开工喝酒，开业喝酒，竣工喝酒，结业喝酒，胜利喝酒，迁居喝酒，孩子满月喝酒，孩子百日喝酒，盖房子喝酒，生日喝酒，过寿喝酒，太高兴喝酒，太开心喝酒，太痛苦喝酒，烦恼喝酒，忧愁喝酒，得意喝酒，失意喝酒，金榜题名喝酒，请人办事喝酒，拉关系喝酒，……，还有压惊酒、接风酒、壮行酒、洗尘酒、订亲酒、交杯酒、会亲酒、回门酒、出门酒、寄名酒、慰问酒、犒劳酒、分红酒、新谷酒、上梁酒、……还有各种各样的邀请、聚会、酬宾、答谢……，还有许许多多的无缘无故，莫名其妙的凑合或自饮……

桑柘影斜春社散，家家扶得醉人归（唐·王驾《社日》）。

这是古代人的常见。

酒后骑车把家回，一加油门快如飞，

忽然吭当一声响，性命交与大汽车。

这是现代人的常见。

审其厉害，喝酒为人类之最最不该。早在夏商时代，国家就有不准喝酒的禁酒法令，违者杀无赦（《酒诰》）；汉兴有酒酤禁，三人以上无故饮酒，罚金四两（马端临《文献通考》）；自汉武帝至今，皆有酒禁（马端临《文献通考》），但就是禁而不止。酒之于人类的绝大多数，已经成为一种不可或缺的必须品，谁也杜绝不了，禁止不了。一说起酒，有人就会说：中国酒文化历史悠久，七千多年前的神农时代，就有用黍、稷、稻、麦等造酒的记载，……。只要是宴席，首先摆上餐桌就是酒和酒具。面对酒，前人最易想到的是：人生如梦，转眼百年，对酒当歌，人生几何；人生得意须尽欢，莫使金樽空对月；古来圣贤皆寂寞，惟有饮者留其名；苦思冥想日夜间，只图讨得酒心欢，有酒不饮白酿酒，有坛不倾枉造坛；李白斗酒诗百篇，喝酒不醉不成仙；纵然百年天天醉，不过三万六千回。人生能有几回醉，得醉一回是一回；排忧遣愁须饮酒，一醉便能解千愁；且乐生前一杯酒，何须身后千载名等；现代人最易想到的是：领导干部不喝酒，一个助手也没有；中层干部不喝酒，一点信息也没有；基层干部不喝酒，一点希望也没有；平民百姓不喝酒，一点快乐也没有；纪检干部不喝酒，一点线索也没有；兄弟之间不喝酒，一点感情也没有；男女之间不喝酒，一点机会都没有等，酒对有些人来说，是太重要了，如果没有酒，生活就太枯燥，太无味了。

但从健康、安全角度，从把酒对身体的危害降到最低限度来说，酒还是不喝或少喝为好。

# 第十一章 远离火毒性食物的难点

世上有很多事情，说起来容易，做起来难。对人类来说，远离火毒性食物，就是一件比戒毒还难的难事。就拿遵循古人的养生法则，将古人的养生法则作为远离火毒的一个法则来说吧，这事说起来是特别容易的，但要真正做到，就非常困难了。在古人的"法于阴阳，和于术数，食饮有节，起居有常，不妄作劳"这句话中，仅"饮食有节"这一点，就是不容易做到的难点。所谓饮食有节，就是饮食要有节制，不能随心所欲，要讲究吃得科学，吃得正确，做到适量，适时，适宜。这三个"适"，是哪一"适"都不易做到。就"适宜"而言，所谓适宜不过是看其食物适合不适合自己，能吃就吃，如果不能吃就不吃，就是这么一点，对人来说，竟常是极难做到的难点。

远离火毒性食品之所以会有难度，不容易做到，循其原因，主要有五点，一是认识不足，一是固执偏见，一是忌不住嘴，一是走不出误区，一是抗拒不了美食的诱惑。

## 第一节 认识不足

炒葵花子，炒瓜子，爆米花，炒花生，炒芝麻等火毒食物容易致人生火，不能吃，或是说不能多吃，常吃，这本是日常生活的基本常识，有的人就是觉察不到这一点，注意不到这一点，已经因火毒性食物而生病了，或是病情已经不容许其吃火毒食物了，却还在食用火毒性食物。注意勿食油腻、辛辣，这本是病人必须注意的，无论你是什么病，接受的是何种治疗，若不注意这一点，疗效都不会理想；可我们经常看到的是很多人已经在那接受治疗了，还在肆无忌惮地食用火毒性食物。令人遗憾的是，有些医院在给病人做饭时，竟也不知或不顾火毒性食物对病人的危害，只要投病人的口味，就是病人要吃炒火球都照给。更令人遗憾的是，当有些病人问医生是不是要忌嘴时，有些医生的回答竟是：什么也不忌，想吃什么就吃什么。有位阑尾炎病人问给他看病的医生：我这病吃点什么好呀？医生告诉他：爱吃什么就吃什么。那病人本就是个爱吃辣的人，见医生说是爱吃什么吃什么，到家就叫家人给他做了几碗辣汤，解了辣馋也险送了性命。

作为一个意识到火毒性食物的危害性者，在"吃无忌惮"面前，笔者所目睹的常常是遗憾和无奈。例如：有个反复呼吸道感染的孩子，在输液治疗时一手拿着鸡大腿，一手拿着辣条，嘴巴吃得红红的，笔者见了告诉那孩子的奶奶：这两样东西都容易上火，你这孩子已经上火了，不能吃。那孩子的奶奶说：他最喜爱吃的就是这两样，别的他什么都不吃，不吃这个吃什么呀？有个平素恣食膏粱厚味者患了冠心病，问笔者他吃点什么好，笔者告诉他不抽烟，少吃大鱼大肉和辛辣，他说：不瞒你说，我这人就是嘴馋，说是不吃这些东西，这我可受不了。笔者有个堂姐，患了糖尿病后，医生告诉她要注意控制饮食，忌甜，她不信，还气愤地说，她宁可不忌嘴过一天，也不去忌嘴过十年，结果糖尿病越来越重，临终前才懊悔没信医生的话。这都是告诉我们，人们对远离火毒性食物的重要性的认识，是非常不足的。

## 第二节 固执偏见

有人认为，人的好上火是由人的体质决定的，与食物无关，其理由很简单，就是有的人无论吃什么上火的东西也不上火，不生病，有的人几乎什么上火的东西都不吃，可还是肯生火，肯生病。为了论证这一点，有人本着外因是变化的条件，内因是变化的根本，温度能把鸡蛋变成鸡，却不能把石头变成鸡的逻辑，将火毒性病症的发生归结于人体的体质，认为体质好的人，无论吃什么火毒性食物，也绝不会罹患火毒病症。因为有一个"有的人无论吃什么上火的东西也不上火，不生病，有的人几乎什么上火的东西都不吃，可还是会生火，会生病"的依据，目前持有此论和相信此论、赞同此论者是极多的。

笔者认为，此论尽管有"有的人无论吃什么上火的东西也不上火，不生病，有的人几乎什么上火的东西都不吃，可还是肯生火，肯生病"的依据，但也是个偏见。同样同量的食物，有的人是火毒大作，有的人虽有火毒反应但也不重，有的人却一点火毒反应也没事，这样的现象表明，食物性火毒的产生，和人体素质是有一定关系的，人和人之间，确是有易上火与不易上火的差异，就像有的地方易发火灾，有的地方易发水灾一样，但这并不是说有的人都是无论吃什么上火的东西也不上火，不生病，对这样的人就没有远离火毒因素的必要，也不是说上火仅仅是体质问题，与进食火毒性食物无关，不是说肯上火的人没有远离火毒因素的必要。

笔者在前（第六章）提到：水毒型体质的人多肥胖，不好动，喜静好睡，睡眠中鼾声如雷，喜香燥醇厚饮食，易患阳虚湿盛之症；火毒型体质的人多瘦削，好说好动，睡眠较少，喜清凉爽口饮食，易患阴虚火旺之症。世人有言：胖人体虚多痰，瘦人阴虚火旺。此说虽不是绝对的，却是极常见的事实。也正因如此，才会有人说张三的美食可能是李四的毒药，才会有人吃肉长精神，有人吃肉生痰瘤。火毒型体质，本身就极易生火，若是喜食火毒性食物或是受凉、熬夜等，就更易上火，且常常是一点就着。说的火毒型体质极易生火化火，但并不是说阳虚湿盛型体质的人绝对能，或是可以经常或任情食用火毒性食物。物极必反。任何事物都有朝其相反性质转化的可能。阴虚火旺的人，可因喜食清凉爽口饮食而阳虚湿盛，阳虚湿盛的人，也可因喜食香燥醇厚饮食而阴虚火旺。

**典型病例（1）**

吴某，男，嗜辣，离辣椒不下饭，常常因吃辣而辣得满头大汗。十多年前的有一回，笔者看见其汗都辣出来了，还满口香甜地吃辣椒，便告诉他：辣椒这东西吃得太多容易上火，伤胃，像你这样个吃法，是会伤身子的。他说：我这体质是吃什么也不上火，人家瓜子、花生一吃就上火，我是吃饱了也没事，辣椒这东西，对我来说，是最好的"胃舒平"，更不要说生火了，哪来的火呀。于是仍是离辣椒不下饭。由于嗜辣太厉害，吴某得了冠心病和胃溃疡，2011年低，险些死于心肌梗死和胃溃疡出血。

**典型病例（2）**

王某，男，暴发后仗着有钱，成天大鱼大肉，尤喜肉馅饺子、馄饨，一天三顿不知什么叫腻味，只吃得肥头大耳，肚大腰圆。2010年四月，王某因头晕求笔者诊治，笔者告诉他：像你这样胖得像肿了似的体质，若不注意节制饮食，尤其不可嗜荤，是最容易吃出高血压，高血脂，糖尿病等病来的。王某说：人只有吃好喝好，身体才能强壮，才能有抗病能力，吃好喝好怎么能吃出病来呢？笔者告诉他：你的头晕就是吃好喝好吃出来喝出来的。王某说：我的头晕是操心操的，与吃好喝好无关。回家后仍是成天大鱼大肉。2012年春天，王某突发脑血栓而半身不遂，言语不清，入院后检查出伴有高血压，高血脂，高血糖，因其治疗及时，总算是没落下个卧床不起。因为不相信吃好喝好会吃喝出病来，王某出院后仍是成天大鱼大肉，谁劝其注意节制饮食，不可嗜荤，不食甜食他都不听。

**典型病例（3）**

尹某，男，嗜辣。谁若在他面前说辣椒、胡椒、炒瓜子、炒花生之类的火毒性食物不能常吃，嗜吃，否则就会上火，不是咽喉疼痛就是口舌生疮等等，他就会说：我的体质是耐辣的，不管怎么辣的辣椒，我就是吃饱了，都一点上火的感觉都没有。2011年9月间，尹某因咽喉疼痛，声音嘶哑而就诊。就诊时，他问笔者他的咽喉疼痛，声音嘶哑是怎么回事，笔者告诉他：你爱吃辣，这不伤风不感冒的咽喉疼痛，声音嘶哑，一定吃了什么上火的东西吃的，听说你特别爱吃辣，最近吃辣没有呀？他说：哪天都吃，我的身体是最不怕辣的，这不可能是吃辣椒吃出来的。

这几个病例说明，关于好上火是由人的身体素质决定，与食物无关的说法是个偏见。

## 第三节 走不出误区

**典型病例（1）**

孙某，女，2009年4月26日因头晕就诊，血压170/105mmHg，笔者告诉她血压高，患者忙说：这是不可能的，两个月前，我在××医院做阑尾炎手术时，医生还说我的血压很正常，才这几天就能高了呀。笔者告诉她：手术后的病人，常常要吃些有营养的东西，很多人因此而得了高血压、糖尿病、高血脂、冠心病、你这高血压是手术后吃好东西吃出来的。她说：手术后体质虚弱，吃点好东西是理所当然的，这怎么可能呢？笔者在肯定手术吃些有营养的东西是理所当然的同时，简单地将"营养过剩""膏粱之变"的道理给她说了说，她默认了。

**典型病例（2）**

张某，女，2010年10月20日，因头晕受不了而就诊，血压220/110mmHg，笔者告诉她血压高，她说：半年前在医院做肾结石手术时血压是正常的。笔者告诉她：据我所知，自做过手术，你是天天开小灶，吃的不是老鳖就是猪肝，不是烧鸡就是红烧肉，喝的不是排骨汤就老鸡汤，不是荔枝粉就是核桃粉，尽是上档次的高营养，这么长时间的高营养，把血压吃高了是不足为奇的，以后该注意一下了，要不，还会有好多可怕的疾病在等着你。她不信，仍是天天高营养，半年后又多了个糖尿病。

**典型病例（3）**

吴某，女，阴虚火旺，形体消瘦，患有支气管扩张，经常大咯血，自以为身体虚弱，天天开小灶，百般高营养，因越高营养越觉虚弱而于2010年底问笔者：我怎吃什么好东西也不好受的呢？笔者告诉她：你吃的那些东西，都是你不该吃的东西，当然越吃痛苦越大。她问吃什么好，我告诉她：家常便饭。两月后她告诉笔者：信了你的话不吃小灶，近些日子好多了。又半年后患者因支气管扩张出血就诊，她告诉笔者：近些日子老觉馋巴巴的，吃了些你说不能常吃的东西，我这病是不是吃那些东西吃发了的？笔者告诉她：很有可能。

**典型病例（4）**

刘某，男，辛辛苦苦，省吃俭用几十年，年近六旬的时候，儿女们该娶的娶，该嫁的嫁，在儿女和亲友们的开导下，忽意识到来日无多，不能再辛辛苦苦，省吃俭用了，于是打起了享福的主意，什么活儿也不做，尽拣好的吃，不到二年功夫，高血压、脑梗塞、冠心病全都吃出来了。笔者告诉他：你这些病都是这年把吃出来的，不能再那么吃了。他说，这怎么可能呢，很多人都说我这病是以前辛辛苦苦，省吃俭用亏了身子，这会老了身体虚弱，就都发出来了，就是不注意合理地安排自己的生活。

**典型病例（5）**

吴某，男，因平素恣食膏粱厚味，嗜好辛辣而心痛，笔者告诉他：你这心痛是由厚味不节、嗜好辛辣引起的，以后要注意少食膏粱厚味、辛辣之类。他说：我这病进过多家医院，都说是供血不足，若是不吃点好的，营养跟不上，那不是更供血不足了吗。他还说：要不是生活好，我这病早就要我的命了。

类似上述病例的事，是极多的。

在功能紊乱，代谢失调的情况下，机体的最大特点之一，就是合成功能降低，分解功能增强，排毒功能降低，产毒功能增强。在这样的情况下，有营养的东西吃得越多，体内的有害物质越多，越易导致病情加重。病人之所以多有食欲不振，是不需像平常那样饮食的生理反应，此时进食得越多，越富营养，对病情越是不利。也正因如此，古人才说："不欲食，不可强食，强食则助邪《景岳全书》。"有些人不懂这个道理，对自己，嘴硬，越是不想吃越硬吃，犟吃，越是不能吃的东西越想吃，越是不能多吃常吃的东西，越肯多吃常吃，把自己吃病了，吃重了，还不知怎么回事。对他人，则是大多爱给病人做营养，送营养，越是病人食欲不振，一口东西不想吃，越给病人做，越给病人送，病人若不想吃，就给病人来个苦苦相劝，越是病人说一口不想吃，越肯劝，越肯派，把病人的病情派重了，也还不知是怎么回事。

病后食欲良好，是身体健康的生理反应，此时的机体，吸收营养的功能良好，进食得越多，越富营养，机体摄取营养就越多，此时若不注意合理饮食，就会合成大于分解，引发各种各样的疾病。正因如此，古人才告戒世人：疾病"新愈之后，胃气初醒，尤不可纵食"（《景岳全书》）。很多人不懂这一点，认为人在病中或病后、术后、产后需要高营养，病情刚好了些，就什么营养都上，往死里吃，结果不是吃伤了脾胃，就是吃发了老病或是吃出了其它并发病。这也就是说，认为人在病中或病后、术后、产后需要高营养，于是便什么营养都上，无疑是个很难走出的误区。

令很多人难以走出的生活误区，除上所述，还有：认为老人、孕妇、儿童需要营养，认为身体虚弱需要高营养，认为壮身体需要高营养，上火了要多吃水果等。

## 第四节 忌不住嘴

晋·葛洪在《抱朴子·微旨》中说，浅见之人往往"知好生而不知有养生之道，知畏死而不信有不死之法，知饮食过度之蓄疾病，而不能节肥甘于甘口也，知极纵欲之致枯损，而不知割怀于所欲也。"这段话中，除了"信有不死之法"不现实外，其它几点正是世人的常见缺点。世人的这种只知其一不知其二的缺点，在饮食方面的体现，就是在美食面前只知享受而不知忌嘴。

典型病例（1）

孙某，女，1993年春天，因口腔经常溃疡就诊，笔者视其就诊时还嗑着瓜子，便问她：你经常吃这个吗？她说：是的。笔者告诉她：凡是爆炒食物，吃多了都肯上火，既是经常吃这东西，你的口腔溃疡就是吃这东西吃出来的，赶紧不要再吃了。数年后（2006年秋天），患者因口腔溃疡太严重就诊，她告诉笔者：自那年听你说凡是炒熟的东西吃了都易上火，不长时间我就感觉出来了，炒熟的东西，还有辣椒，吃了确是易上火，我这口腔溃疡哪一回都是让这些东西吃发了的，最近几年，我是明知这些东西不能吃，可就是忌不住嘴，动不动就吃这些东西吃发了。这一回，我明知吃炒葵花不能超过五个，却吃了一包（约80g）五香瓜子，还有两三个特别辣的尖嘴椒，结果就发得连吃饭、说话都困难了。

典型病例（2）

王某，男，2003年冬，因气管炎发作，其子说其咳喘得很厉害，行动不便，邀笔者上门为其诊治，笔者到其家时，见其正在吃饭，吃的是红烧鱼，配料是通红的辣椒，面前还放着酒瓶酒杯，便说：这个吃法可不科学哟。他说：我这一辈子最喜爱吃的就是鱼和辣，炒鱼多放些辣椒，就两样都有了，正投我口味，有什么不科学呀？我说：这么个吃易生火又易生痰，对你的身体不利。他说：这话早就有人对我说过，我也觉得有这么一点，只是自己这辈子好的就是这两样，这嘴不好忌呀。此后的好几年，笔者所目睹的，他果真是怎么也忌不了这个嘴。因为忌不住嘴，他的气管炎是越来越重，直至无药可医，于2008年2月11日，永远地闭上了忌不住的嘴。

类似上述忌不住嘴的例子，世间是很多很多的，可以说在每一个人的周围，随时都可以找到或看到忌不住嘴的人。忌不住嘴的本身就是件可怕的事，偏又是很多很多人忌不住嘴，问题的严重性就可想而知了。

## 第五节 抗拒不了美食的诱惑

笔者在前面提到，肆无忌惮的吃与喝，虽常能解饥解渴，给人口福，给人乐趣，让人吃得解馋，吃得刺激，但也常会给人以各种各样的痛苦和灾难。事情之所以会这样福兮祸兮，除了出于本能，出于食欲，除了对火毒性食物的认识，有偏见，忌不住嘴，走不出误区，就是人们往往抗拒不了美食的诱惑。人世间，最能称得上琳琅满目的东西，是各种各样色、香、味具全的美食，最能使人垂涎欲滴的，也是各种各样色、香、味具全的美食，最能使所有的人产生强烈欲望的，还是各种各样色、香、味具全的美食。美食之于人类，是最大最大的诱惑。

人生最怕嘴太馋，难把病从口入关，

见到美食就贪婪，不是生火就生痰。

鸟儿常为美食而断送自己的自由，世人常为美食而断送自己的生命。好色只能是部分有性行为能力的花心男人，好吃则不分男女，不分老少。美女只能诱惑部分男人，而美食则诱惑全人类。食不厌精。在"淫邪"面前，能做到"不能惑其心"的人，在"食欲"面前，却很难"不能劳其目"。说是见了可口、诱人的美味，不眼馋，不嘴馋，这对有些人来说，是不可能的。古人云：罪莫大于淫，祸莫大于贪，咎莫大于谗（明·胡文焕《养生导引秘籍》）。在美食这个最大的诱惑面前，不知有多少人馋涎欲滴，不知有多少人花天酒地，不知有多少人醉生梦死，不知有多少人明知有些东西吃了会生火，却就是抗拒不了这些美味的诱惑，顾嘴不顾身，非吃不可，敢于吃螃蟹，舍命吃河豚，饮鸩止渴，引火烧身。十个说是"舍命陪君子，"九个实是贪口福。

典型病例（1）

王某，男，好吃，见了美食就犯馋，巴不得天天赴宴，天天作客，上帝为了满足他，给他安排了个吃喝机会多多的官儿，他是紧抓不放，一口不让。忽一日，于宴会上晕倒，不省人事，急送县医院抢救，诊断为糖尿病昏迷兼脑梗死、肾脏病。出院时，医生关照他要节制饮食，别再吃膏粱厚味，别吃含糖食物，他是一条也记不住，做不到，常因暴食暴饮，贪食含糖食物而诱发糖尿病危象，救护车哪年都要往他家跑好多趟，有人对他说：你就不能不吃那些不能吃的东西呀。他说：不知怎的，我就是忍不住，看见那些东西就想吃。（此公2012年12月18日，死于忌不住嘴，58岁。）

典型病例（2）

李某，女，爱吃辣（特别是爱吃麻辣烫），常因吃辣口舌生疮，扁桃发炎而就医或索购消炎去火药，她自己也知道一吃麻辣烫之类的辛辣就会扁桃腺发炎，就会嗓子疼得连饭都没法吃，可一看见红辣椒，一看麻辣烫之类的辛辣食物就想吃，有时甚至是边严重上火边吃麻辣烫之类的辛辣食物，只吃得嗓子嘶哑，话都说不出来，有人劝她不要再吃易上火的东西了，她的回答很简单：忍不住。

典型病例（3）

董某，男，因面部痤疮严重而咨询笔者最佳治则，笔者问他常不常食肥甘、油腻、辛辣食物，他点了点头问道：听说这病是由荷尔蒙过多引起的，与常食肥甘、油腻、辛辣食物有什么关系呀？笔者告诉他：但在中医里，荷尔蒙不过是一种生理之火，此生理之火的强弱盛衰，与饮食有密切的关系，饮食的质与量可直接影响其强弱盛衰。中医认为，能引起机体火气过大的原因是多方面的。对痤疮而言，抽烟喝酒，过食肥甘、油腻、辛辣食物常是其重要因素之一。因为抽烟喝酒，过食肥甘、油腻、辛辣食物，极易导致脾胃蕴热，湿热内生，熏蒸于面而引发本症，你又常抽烟喝酒，过食肥甘、油腻、辛辣食物，你这痤疮虽不能肯定是由常食肥甘、油腻、辛辣食物引起，但若少食肥甘、油腻、辛辣食物，是肯定会好些的。 他说：你说的是在理，可我一看那些东西就想吃，就怕做不到。事隔一年，笔者见他的面部痤疮仍很严重，便问他注没注意少食肥甘、油腻、辛辣食物，他说：我是常想到该注意，可我不知怎的，一看见那东西就想吃。

**类似上述那样抗拒不了美食诱惑的人，世间是太多了。**

**附：**

明·陈实功在《外科正宗》中说：婴幼儿湿疹是"因儿在胎中，母食五辛，父食炙煿，遗热与儿。"《眼科龙木论》说：小儿眼弦赤烂"皆因生后，乳母多食湿面酒醋壅毒之物。"由此可见，孕妇和哺乳期妇女，管不好自己的嘴，不仅对自身不利，而且会害了下一代。事实上，孕妇或哺乳期妇女管不好自己的嘴，害处是不止于易患湿疹眼弦赤烂的，胎儿的畸形、先天愚型、流产、早产等，婴幼儿的消化不良、发育不良及各种炎症等，是常与其母亲管不好嘴相关的。令人遗憾的是，有很多孕妇和哺乳期妇女（特别是孕妇），就是管不好自己的嘴，什么都吃。

# 第十二章 重中之重

## 第一节 本文的重点

元·刘完素"六气皆从火化""五志过极皆能生火（《《素问玄机原病式》）"，说的是火毒的成因和危害是广泛的，普遍的。清·周学海《读医随笔·瘀血内热》"两肋内或当胸一道如火温温然，有心中常如椒桂辛辣状，或如破皮疼痛状，喉中作血腥气者，是瘀血积于此处也。其因或由寒热病后，或由渴极骤饮冷水，或由大怒，或由用力急骤，或由劳后骤息，或由伤食日久，或由嗜食煿炙太过，在妇人或由经水不尽。"说的是同一火毒性疾病，引发的因素是多方面的。火毒问题确实是个涉及面很广的话题。纵观火毒的成因和变化，不难看出，火毒问题不仅涉及面很广，且常常又是相互牵涉，链式反应，但因饮食不当所致的火毒病症是火毒现象的最普遍，最常见，最难免成因，笔者在上面侧重了对火毒性食物的阐述，对火毒病症的其它致病因素，有的只是一提而已（如五气化火），有的连提都没提（如五志化火），这不是笔者固执己见，成心想把命题写偏了，也不是笔者不知提纲挈领，不自觉地写跑了题，而是较之其他火毒因素，火毒性食物对人类的危害性，威胁性太大了。

## 第二节 顺便说熬夜

这里需要强调一下的是，其他因素的火毒对人类的危害性，也是不可忽视的。诸如怒火、欲火、劳火、急火等非食物性火毒对人体的伤害性都是很大的。就拿熬夜的危害性来说吧，熬夜会消耗大量的维生素 A，这是很多人都知道的。维生素 A 是重要的保肝物质，一旦消耗过多，就会对肝脏造成上火等严重损害，这也是很多人都知道的。很多人还知道，肝脏是人体重要解毒排毒器官，当肝脏严重损害时，体内无法及时消除或排出毒素，就会给身体造成上火等严重损害。这里需要补充一点的是，从经常熬夜的人常有疲劳，精神不振、头昏脑胀、失眠、记忆力减退、胸闷、熊猫眼、肌肤干燥、食欲不振、消化不良、咳嗽、多痰，以及焦虑不安，忧郁，女性月经失调等现象来看，熬夜给人的消耗不仅是维生素 A，给人的损害不仅是肝脏，而是人体的各个系统，各个器官和组织。

现代医学发现，人体的细胞，是以细胞分裂的方式复制产生的，其分裂高潮在深夜。细胞在复制时，可因误差而发生突变，突变的细胞可传代繁殖而成为肿瘤。在正常情况下，当细胞在复制过程中因误差而突变时，人体的免疫系统可通过免疫监视功能及时纠正误差，及时处理突变而来的细胞。经常熬夜的人，身体的免疫监视功能减弱或消失，不能及时纠正误差，及时处理突变而来的细胞，致使细胞突变而成为癌症的可能。由此来看，夺去很多人生命的，与其说是癌症，不如说是熬夜。

中医认为：日为阳，夜为阴；动以助阳，静以养阴。中医又认为：阳常有余，阴常不足；阴不足则火旺。熬夜所损耗的是阴，阴虚则火旺，故罹患的多为火症。

《素问遗篇·刺法论》说："正气存内，邪不可干"。大意是：人在脏腑功能正常，正气旺盛，气血充盈流畅，卫外固密，外邪难以入侵，内邪难于产生的情况下，是不会生病的。反之，"邪之所凑，其气必虚，"人在正气不足时，风、寒、暑、湿、燥、火等病邪侵入机体，导致脏腑机能失调而引起疾病。中医的"正气"即现代医学的"免疫"[23]。怎样才能正气旺盛？现代研究发现，有充足睡眠的人血液中的 T 淋巴细胞和 B 淋巴细胞均有明显上升，而 T 淋巴细胞和 B 淋巴细胞是人体内主要免疫力细胞。这也就是说，睡眠是增强人免疫力的一个重要环节。人若老是熬夜，免疫力就肯定会下降，随之而来的，就是各种各样的火毒病症。

很多人都知道熬夜会上火，有人甚至说熬夜是最肯上火的，事实的确是这样，人一熬夜便会眼红，眼红就是一个很好的证明。在生活节奏普遍加快，社会面貌日新月异的时代，不知有多少人在为追求金钱或名利、事业、学业、理想、前途、欲望、刺激、快活、淫乐等等而披星戴月，夜以继日，废寝忘食，熬得两眼通红者有之，口舌生疮者（包括口周疱疹）有之，神经衰弱（包括亚健康）者有之，神经错乱者有之，走火入魔者有之，罹患各种疑难杂症、危重症者有之，英年早逝者有之。

值得在此一提的是，如今不知有多少人将上网视为人生的最大乐趣，有空没空都上网，一连多少天多少夜不离网络者到处可见，因上网而上火，而走火入魔，而晕倒、病倒的消息不绝于耳。对很多人来说，最不感兴趣的新闻，就是电视、广播、报纸上有关上网而猝死的报道，原因之一，就是听腻看腻了。尽管很多人对上网之害的新闻不感兴趣，但在这里，笔者还是想给读者朋友说件事，这件事就是：2010年底，笔者的一个同村小伙，因为上网而上火，已经烧得昏昏沉沉的了，还昼夜不下火线，被人发现时，已经不省人事，在医院里，医生已经动员其家长放弃治疗了，他那摸鼠标的手还不时地作点击之势。小伙聪明、机灵、英俊、潇洒，就是不会相术的人见了，也会说他命好，易走桃花运。他有个和他般配的未婚妻，已经怀孕，并已商定在下个月举行婚礼。面对植物人似的他，他的未婚妻知道她的无微不至的体贴和关心，会有把他昏睡中唤醒的可能，但那希望太渺茫了，万一的可能都没有，她不愿拿自己的青春和未来做筹码，狠狠心，咬咬牙，堕了胎儿，离开了他。不少人说这小伙的不幸是从天上掉下来的，其实他要是不那么拼命地熬夜，是不可能有这悲剧的。

还有值得在此一提的是，很多老年人，特别是那些直到老年才意识到"无所事事活到老，白来世上走一遭"的老年人，因感到自己来日无多，再不争分夺秒地珍惜时间，利用时间做些该做的事，就不能给人间留不朽业绩，就不能人过留名，于是便不顾老年的体弱、多病、头昏、眼花、精力不足、功能下降等客观因素，不是以"老牛自知夕阳短，不用扬鞭自奋蹄，明知熬夜伤身体，偏要熬到鸡三啼"自勉，就是以"来日无多惜着过，不教余日付蹉跎，穷当益坚补东隅，老当益壮收桑榆"自勉，或挥毫泼墨著书立说，或孜孜不倦钻研科学，或……，天天三更灯火五更鸡，甚至是一连多天通宵不眠，因熬夜而上火者，亦不计其数。

明·戴元礼在谈到遗精一病时说，"梦遗之症，其因不同，……非必尽因色欲过度以致滑泄，大半起于心肾不交。凡人用心太过则火亢而上，火亢则水不升而心肾不交；士子读书过劳，功名心急者每有此病（《证治要决·遗精》）。"说的是过度的疲劳，可以引起遗精。张锡纯《医学衷中参西录·第六期第二卷·脑充血门》介绍了六个由火毒太盛引起的脑充血病例，其中有三个病例火毒太盛的原因是过度疲劳。说的是过度疲劳可引起非常可怕的脑充血。事实上，由过度疲劳引起的疾病是很多的。

据可靠资料，中国近年来死于过度劳累的人每年可达60多万（算得上是"过劳死"大国），其中绝大多数都与长期熬夜有关。这也就是说，反复强调和宣传劳逸结合，作息有常，合理睡眠的重要性，已经到了不容忽视和怠慢的时刻。但较之火毒性食物对人的危害，就受害人群而言，熬夜的火毒之害毕竟还是次要的。

## 第三节 说说《疮疡火毒论》

一提起火毒，精通中医的人就会自然而然地想到清·陈士铎的《疮疡火毒论》。《疮疡火毒论》是陈士铎《洞天奥旨·卷一》中的一节，是指导医生如何识别和治疗疮疡的，开篇头一句即是"疮疡之症，皆火毒症也"，就是这么一句，让后人一提起火毒，就会自然而然地想到《疮疡火毒论》。

在中医学里，疮疡有内外之分，外者主因多为六淫，内者主因多为饮食不当。外者多发于皮肤或肌肉之间，其病变特征肉眼可见，如疖、疔、毛囊炎、指趾炎、蜂窝组织炎、淋巴结炎、淋巴管炎、脓胞疮等比较浅表的化脓性疾病。内者多发于脏腑，或脏腑之间，脏与脏、腑与腑之间，外表看不见，如阑尾炎、肺脓肿、肝脓肿、化脓胆管炎等脏腑化脓性疾病 [24]。

生在新社会，长在红旗下，见过上个世纪七十年代以前诸事的人都会记得，那时的人，疮疡发生率极高，死于疮疡所引起的广泛性坏死，或败血症者也极多。由此上溯到清·陈士铎写《疮疡火毒论》时，疮疡的发生率，疮疡死亡率，一定多得令人睁不开眼，要不，他也不会写《疮疡火毒论》。

在陈士铎写《疮疡火毒论》时，人们的生活水平肯定不如中国的解放初期，更不如现存的现代人，那时为什么会有那么多人罹患疮疡，那么多人死于疮疡，唯一的正确答案就是卫生条件太差。记得我国解放初期的人都知道，那个时代每逢暑热季节，仅因蚊虫叮咬，或痱子搔抓发而罹患疮疡者，就多得难以计数。如今的中国，疮疡虽仍是外科最常见的多发病，但多由于饮食不当引起（如疔、阑尾炎、肺脓肿等），由六淫引起的疮疡（如脓疱疮、毛囊炎、黄水疮等皮肤感染），已经极少了。这也就是说，疮疡虽是火毒病变，但病源则古今不同。在我国的解放初，在陈士铎写《疮疡火毒论》时，引起疮疡的主因是六淫，如今引起疮疡的主因是饮食不当。这也是笔者在本文中侧重于叙述食物性火毒的原因之一。

# 第十三章 膏粱时代的对策

## 第一节 富裕的错着

有个叫曹思源的经济学家告诉世人：1959 年～1961 年的三年自然灾害期间，中国饿死人的可靠数字，最低限度是 3755.8 万人，比过去五千年的各种灾害（包括旱灾、水灾、地震等）死亡人数（2991 万）还多 764.8 万。这个 3755 万饿死人数，较之有些人推测（或臆造）的多至 4400 万或 4600 万、5000 万、6000 万、8000 万饿死人数，是少了许多，但这个数就是再砍去九成，亦足以表明：1949 年的中华人民共和国成立，虽是标志着中国人民从此站起来了，当家作主了，但并不意味着中国人民从此富起来了，日子好过了。中国人真正富起来，是从 20 世纪 80 年代开始的。从 20 世纪 80 年代到现在，短短的几十年时间，中国虽不能说绝对没有饿死人，绝对没有饥寒交迫，绝对没有民不聊生，绝对没有"朱门酒肉臭，路有冻死骨"，但绝大多数人家的日子比以前好过是绝对的，称得上万贯家财富裕者极多是绝对的。很多乍富（暴发）起来的中国人，不明白富裕的生活究竟怎么过才是正确的，合理的，有益的，于是便做出了许多有害健康的错着。膏粱厚味不知节制，垃圾食品不知回避，追求吃得痛快，吃得刺激，就是其普遍现象。

人们常用"狗改不了吃屎"形容、评价某些人的品行，用"狼行千里吃肉，猪行千里装糠"形容、评价某些人的命运，如今在很多经济发达的富裕地方，狗已不吃屎猪也不吃糠了，取而代之的是，人吃什么狗吃什么，猪吃的是精饲料。猪狗的生活都得到了改善，人就更不用说了。古人称肥肉和细粮等美食为膏粱，称成天吃好喝好的人为膏粱之人或膏粱子弟，把膏粱之家作为名门望族的代称。很多现代人所面临的，可以说是到处都是膏粱厚味，人人都可是膏粱之人或膏粱子弟。"昔日王谢堂前燕，飞入寻常百姓家"。多少昔日穷光蛋，频频酒楼或桑拿。如今，在很多经济发达的富裕地方，就是最穷的人家，日常生活也比得上过去的大财东，丰盛得像天天过年似的。

富裕，使很多人丧失饥则思食的本能，没有饥肠辘辘的感受，没有吃上顿没下顿的困惑，尝不到饿得肚皮紧贴后脊梁的滋味，体会不到饥饿难耐的痛苦，嘴儿越吃越馋，标准越吃越高。这种美好的生活，对不知节制饮食的人来说，势必导致营养过剩，引发膏粱之变，造成火毒性疾病的产生。记得上个世纪八十年代前的人类健康状况的人都知道，那时的中国人虽绝大多数比较贫困，温饱难求，所患的疾病多与细菌或病毒对人体的侵蚀相关，如结核病、伤寒、麻疹、麻痹症、流行性脑炎、乙型脑炎、流行性出血热、肝炎等传染性疾病，但患糖尿病、痛风、肥胖症、冠心病、高血压、脑血栓、脑溢血、高血脂的不多。如今的中国，患结核病、伤寒、麻疹、流行性脑炎、乙型脑炎、流行性出血热、肝炎、麻痹症等传染性疾病的人少了，有些传染病（如麻痹症）已经看不到了，但患糖尿病、痛风、肥胖症、冠心病、高血压、脑血栓、脑溢血、高血脂者是却多如牛毛，且是越来越多（而又有越来越年轻化的趋势），成天主诉火气大的，就更多得无法形容。

"自古肥人多中风，黑白无常找胖墩，不知多少贪食者，因为肥胖丧其生。"如今的中国，只要不因突发事件（如地震），无论你到哪家医院的重症监护室（ICU），看到的重症病人，都肯定是脑血管重症病人居多。这也就是说，中国已进入前所未有的膏粱和膏粱之变时代，以膏粱之变为特征的各种疾病，正在严重地威胁着中国人健康和生存。

国家心血管病科研领导小组组长洪绍光教授，在中南海的讲座中说："现在提前得病、提前残废、提前死亡成为当今社会的普遍现象。我在北京调查，小学生已经有了高血压，中学生开始动脉硬化了，这就是我们今天要讨论的问题所在。为什么我们经济发展了，钱多了，物质生活水平提高了，有些人反而死得更快了呢？有人就以为现在心脑血管病多、肿瘤、糖尿病多，都是因为经济发达了，生活富裕造成的。错了完全错了。我认为这些病并不是因为物质文明提高而造成的，而是因为精神文明不足，健康知识缺乏而产生的。……世界卫生组织总干事讲过，只要采取预防措施就能减少一半的死亡，也就是说有一半的死亡完全是可以预防的。因此钟道恒博士说过一句话：'许多人不是死于疾病，而是死于无知。因此很多病是可以不让它发生、可以避免死亡'"。这也就是说，在生活富裕的情况下，讲究科学生活，杜绝膏粱之变是非常重要的。

"烹龙煲凤何足贵，劝君杂粮颐天年。"这是古人的教诲，说的是，大鱼大肉，山珍海味，虽能令人大饱口福，但对健康是不利的，只有五谷杂粮，粗茶淡饭，才是益寿延年的最佳食品。世人当切记切记再切记。

## 第二节 食欲不振的治疗

清·陈士铎在《洞天奥旨·疮疡生于宝贵论》中说："疮疡之生，无分富贫贱。然而贫贱之人，往往易治，富贵之家每每难治，其故何也？盖富贵之家，所食者燔熬烹炙之物也，……。"事实上，对膏粱之人来说，像疮疡那样难治，甚至比疮疡还难治的疾病，是很多的（诸如糖尿病、冠心病、高血脂、尿毒症、某些肿瘤等）。

治病必求于本。对由膏粱之变引起的疾病，只有釜底抽薪，杜绝膏粱之变，才有真正治愈的可能。这也就是说，在膏粱和易发膏粱之变时代，以膏粱之变为特征的疾病，常常不是"对症"药物疗法所能奏效的。如简简单单的食欲不振，就常令临床医生感到非常棘手。时下，医务人员（特别是基层医务人员）经常遇到的疾病，就是很多人的食欲不振，病人的主诉很简单，就是吃不进东西，常有一句"三天不吃也不觉饿"，最多的兼症是头晕、不想动，病情虽是简单，可无论投以何种健胃消食之剂皆不易奏效，无论怎么检查也查不出器质性病变，说是没病又食欲不振，说是有病又查不出来，不知究竟是什么病，不知究竟怎么治。面对这样的病人，有些医生在万般无奈的情况下，给这类病人起了个哭笑不得的雅号，叫亚健康。面对自己的食欲不振，好多"亚健康"病人常苦恼地说：过去温饱难得，越是没有东西吃，饭量越大，越肯饿，成天饥肠辘辘的，不知什么叫饱，如今什么好东西都有，想吃多少有多少，却总觉肚里塞得满满的，再好的东西也觉得不好吃，怎么也吃不进去，这究竟是什么倒霉病呀。其实病因很简单，就是好东西吃得太多了，吃伤了脾胃，吃出了膏粱之变。治病治根本，疗效不用等。知道是好东西吃得太多了，吃伤了脾胃，吃出了膏粱之变，治疗就很简单了，只是两个字——节食。此法虽不能说立竿见影，捷如桴鼓，亦得心应手，指日可待。

明·张景岳在《景岳全书·杂症谟·饮食》中说："伤食者必恶食。"张某的言下之意，就是说：饮食不节，可损伤脾胃，引起运化失常，食滞内停，气机不利，脘腹胀满，厌食纳呆。从生理上讲，人的食欲是由新陈代谢的快慢决定的。新陈代谢快，人就会饿得快。饿得快，食欲就强。饿得越极，吃得越多。反之就会食欲不振，见饭就饱，甚至于不吃不喝，茶不思，饭不想。有经验的临床医生，在采集病史时，之所以总是要询问病人想不想吃东西，就是想通过病人的食欲状况，窥知病人有无功能紊乱，代谢失常及病情的轻重等。20世纪70年代，小儿患重症肺炎和麻疹并发肺炎、心衰的极多，死亡率也很高，有位姓孔的医生在闲聊时告诉笔者：小儿吃不吃奶，肯不肯吃奶，是衡量小儿重症肺炎和麻疹并发肺炎、心衰的轻重和疗效如何的重要标志之一，无论小儿重症肺炎和麻疹并发肺炎、心衰的表现如何，只要肯吃奶就不可怕。几句茶余饭后之言，不仅让笔者应验了几十年，也让笔者体会了几十年，思考了几十年，重视了几十年。几十年的经验告诉笔者：食欲不振看似简单，其实并不简单，它能说明和反应很多非常重要的问题。膏粱之人的食欲不振，在尚未出现明显器质性病变的情况下，无非是两种可能，一是生理机能在告诉膏粱之人，身体即将发生严重的膏粱之变，不能再肆无忌惮地膏粱厚味了，一是膏粱厚味的酸性反应，抑制了膏粱之人的食欲（生理解剖告诉人们，食欲常与人体血质的PH值有关，当人体的PH

值是酸性时，新陈代谢就缓慢，食欲就不振。精米、白面、大鱼大肉之类的膏粱厚味，可使食用者的血液酸化，这也是膏粱厚味者食欲不振的重要因素）。无论是身体即将发生严重的膏粱之变，还是膏粱厚味的酸性反应抑制了膏粱之人的食欲，节食都是重要的。扬汤止沸不及釜底抽薪，对膏粱厚味者的食欲不振，节食无疑是个釜底抽薪的措施。

## 第三节 值得提倡的萝卜生活

清·王世雄《归砚录》里有一医案：郡中朱姓，素有饮癖，在左胁下，发则胀痛呕吐。始发甚轻，医者每以补剂疗之，发益勤而甚。余戒之曰："此饮癖也，患者甚多。惟以消饮通气为主，断不可用温补，补则成坚癖，不可治矣。"不信也。后因有郁结之事，其病大发，痛极呕逆，神疲力倦，医者乃大进参、附，热气上冲，痰饮闭塞，其痛加剧，肢冷脉微，医者益加参、附、助其闭塞。饮药一口，如刀箭攒心，哀求免服。妻子环跪泣求曰："名医四人合议立方，岂有谬误？人参如此贵重，岂有不效？"朱曰："我岂不欲生？此药实不能受！使我少缓痛苦，死亦甘心耳。必欲使我痛极而死，亦命也。"勉饮其半，火沸痰壅，呼号宛转而绝。本是个该用泻法的病，却用了个补法，患者岂有不死之理。王世雄在这个医案下说："大凡富贵人之死，大半皆然。"富贵人之所以大半死于进补，是因为宝贵人得的大多是膏粱之变，只能泻，不能补，而大多数医生和富人却不懂这一点。

明·胡文焕"甘口充肌者，俗人所珍；苦口延年者，道士之所宝（《养生导引秘籍》）"。说的是追求长生的人往往是不怕苦口的。曾被清·乾隆皇帝封为"仙丹"的人参，味苦性寒，本非爽口之物，但由于它大补元气，可使人精力充沛，却病延年，很多人都把它视为苦口的美食，得吃即吃，却不知气有余便是火，滥用人参是会上火的。据传说，清朝的慈禧太后因长期嚼化人参，再加之常服用其它补品，得了一种以上火为特征的疾病（滥用补品综合症），御医在为其治疗时，不知是投其所好还是诊断错误，总不离参芪之类的补药，病情就是不见好转。有个医术高明的御医，懂得人参虽大补元气，但补气过多容易生火的道理，知道慈禧太后的病与其长期嚼化人参及服用其它滋补有关，为其治疗时若再投参芪等补气补血之药，尤如抱薪救火，火上加油，是肯定治不好她的病的，但他知道慈禧太后是迷信人参的，不能直说，便本着"实则泻之"的治疗法则，偷偷用萝卜根代替人参为慈禧太后治疗，将慈禧太后的病治好了。萝卜"下气、消谷和中、去邪热气"（《本草纲目》），与人参的"补气，固脱"作用正好相反，是人参的克星，服用人参的主要注意事项之一，就是忌用萝卜。御医用萝卜代替人参给天天离不开人参的慈禧太后服用，这要是让慈禧太后知道，是绝不会答应，非砍了他的头不可的。但他的做法是科学的，正确的，必要的。

"顿顿萝卜菜，啥病都不害。顿顿萝卜汤，身体保健康。"笔者认为，用节食的方法应付膏粱之人的吃伤了脾胃，吃出了膏粱之变的食欲不振，和用萝卜代替人参一样，虽不易为人们赞同和接受，也是科学的，必要的。

20世纪八十年代初，不少刚刚解决温饱问题的人，在某些补益药品广告的影响下，为了健康，为了长寿，纷纷盲目扑向补气补血的药品，因为是盲目的，很多人吃出了"气有余便是火"的火毒性病症来，其中最为多见的，就是由滥用人参引起的"滥用人参综合症"。本症以兴奋过度，口鼻干燥，鼻出血，烦躁，失眠，便秘或腹泻、神经衰弱、食欲减退、性情抑郁、血压增高为主要症状，因此而引发口鼻出血、高血压、脑出血、癌症者不计其数。一些比较敏感的医家，立即撰写论文，以引起人们的注意。王宗战的《人参滥用综合症》[25]、肖培良的《人参滥用综合症》[26]、陈可冀的《人参，人参滥用综合症及其它》[27]、郑爱光的《人参滥用综合症》[28]、王丙钥的《滥用人参综合症》[29]、吴水福的《滥用人参引起副作用一例报告》[30]及李向高的《人参及其药理作用》[31]等提示人们不要滥用人参的文献，就是在那个时候写成的。

由于广大医务人员的努力，加之虚假广告太多，伪劣商品太多，受骗上当的太多，接受教训的较多，再加之随着人们生活水平的不断提高，很多人在生理、心理上没有吃补药的需要，八十年代初兴起的滥用补药现象，到八十年代末就跌入低潮，但极易引起膏粱之变的饮食不当，却随着富裕的不断升级而不断升级，因之而来的各种膏粱之变亦越来越多，与日俱增。这也就是说，在我国的现时，绝大多数人体内需要的是"萝卜"而不是"人参"，反复强调和宣传饮食有节，提倡以五谷杂粮为主食的"萝卜生活"，对很多人，特别是对那些食不厌精，脍不厌细，成天烹龙煲凤的人，已经成为搭救性的善意。

# 结 语

　　火能焚身将命残，百病常与火相关，
　　为人若能不上火，少生疾病多平安。
　　《火毒演义》阐述的是一个古老而又现实的火毒问题。这个题目虽不新颖，不引人，但所提出的问题很重要。这样的命题本该由经验丰富的医学界权威，专家，名人来策划与撰写。因为只有他们，才能独辟新义，发千古所未发，写得出令人拍案叫绝，发人深省，受益匪浅的高水平文章。在诊治火症性病症的过程中，笔者在数年前就常想到世间该有这么篇文章，并总是希望能看到这么篇文章，每临书摊书店，每看医学杂志，都要找找有没有这样的文章，令笔者遗憾的是，除了清·陈士铎有篇《疮疡火毒论》外，至今尚未看到这样的文章。

　　笔者不才，但早就认识到，做医生的神圣职责之一，就是诊疗疾病的同时，尽可能发现并填补医学领域的空白，以丰富医学内容，推动医学事业的发展，使医学能更好地为人类服务。火毒对人体的危害是极大的，却没有应有的文章揭示它，阐述它，这无疑是医学领域的一个亟需填补的空白。面对这个空白，笔者感到很有赶紧填补的必要，于是便越俎代庖，做起这只有经验丰富的权威、专家、名人才能做得了，做得好的事来。

　　人贵有自知之明。笔者才疏学浅，自知没有写好这本书的造诣，虽是写了，但很肤浅，不成熟，没有说服力，没有权威性，错误、不足和欠妥之处在所难免，公开了也只是班门弄斧，抛砖引玉，恳请广大读者及专家学者批评、斧正、赐教、阐发。

# 【 参考文献 】

[1] 艾红丽.浅谈"火毒"与炎症的内在联系.内蒙古中医药,2011,(15):122-123

[2] 林绍志,刘艳."足生大丁"别义.山东中医药大学学报,1999,23(1):20-21

[3] 牛兵占."高粱之变,足生大丁"与"糖尿病足".江西中医学院学报,2005,17(3):10-11

[4] 张正社."大丁"小议 湖南中医药导报,2004,10(12):51

[5] 张静,吴勉华.试析恶性肿瘤的瘀热病机及证治.中国中医药信息杂志,2009,16(1):95-96

[6] 谷杰法.关于火毒性食物的致病讨论.中医临床研究,2010,(21)

[7] 谭志贤,李炳.中西医结合治疗痤疮18例.中国民间疗法,2001,9(1):4-5

[8] 时水治.清肺胃湿热凉血化瘀法治疗寻常痤疮.北京中医,2006,25(12):761

[9] 刘吉凤.青春期寻常痤疮中医体质类型流行病学调查分析.中医研究,2010,23(7):30-33

[10] 张庆源.中药治疗带状疱疹 中国乡村医药.2002,9(12):45

[11] 刘耀东,赵诚等.初探"火毒"与中风关系.临床医药实践杂志,2008,(16):633-664

[12] 赵智强,周仲英.从阳毒辨治红斑狼疮.中医药学报,1998,(4):18-19

[13] 窦中华.热毒宁注射液治疗老年性肺炎的临床疗效及安全性研究.中医临床研究，2011,3(10):10-11

[14] 刘武荣.点刺加含漱治智齿冠周炎.中国民间疗法，2001,9(1):48-49

[15] 巨大维，魏品康.清热解毒中药在恶性肿瘤防治中的药用机理与应用.吉林中医药，2007,27(1):60-62

[16] 石晓兰.养阴清热解毒法治疗恶性肿瘤阴虚内热证临床研究.江苏中医药，2004,25(7):17-19

[17] 崔娜娟，王洪琦.清热解毒中药在恶性肿瘤防治中的机理研究与应用概况.甘肃中医，2005,18(3):43-44

[18] 潘磊，陈培丰.清热解毒中药抗肿瘤作用机理研究进展.中华中医药学刊，2007,25(3):569-571

[19] 逯敏.试论《千金方》清热解毒法对于恶性肿瘤治疗的指导意义.中国中医急症，2010,19(8):1378-1379

[20] 刘耀东，赵诚，等.初探"火毒"与中风关系.临床医药实践，2009,(3):1297-1298

[21] 张斌霞，梁炜，等.脑出血急性期与痰瘀火毒.辽宁中医杂志，2003,30(9):715-716

[22] 中医八大经典.中国中医药出版社，1996,(10)

[23] 廖家兴.正气与免疫.福建中医药，1981,(3)

[24] 顾伯华.实用中医外科学.上海科学技术出版社，1985,(11)

[25] 王宗战.人参滥用综合症.沂水医专学报，1980,(1)

[26] 肖培良.人参滥用综合症.辽宁中级医刊，1980,(7)

[27] 陈可冀.人参滥用综合症及其它.中级医刊，1980,(7)

[28] 郑爱光 . 人参滥用综合症 . 福建中医药 , 1981,(2)

[29] 王丙钥 . 滥用人参综合症 . 铁道医学 , 1981,(4)

[30] 吴水福 . 滥用人参引起副作用一例报告 . 中国农村医学 , 1981,(4)

[31] 李向高 . 人参及其药理作用 . 吉林农业大学学报 , 1980,(1)